Hugo Magnus

Der Aberglauben in der Medizin

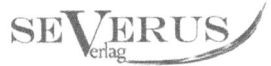

Magnus, Hugo: Der Aberglauben in der Medizin
Hamburg, SEVERUS Verlag 2011.
Nachdruck der Originalausgabe von 1903

ISBN: 978-3-86347-185-9
Druck: SEVERUS Verlag, Hamburg, 2011

Der SEVERUS Verlag ist ein Imprint der Diplomica Verlag GmbH.

Bibliografische Information der Deutschen Nationalbibliothek:
Die Deutsche Nationalbibliothek verzeichnet diese Publikation in der Deutschen Nationalbibliografie; detaillierte bibliografische Daten sind im Internet über http://dnb.d-nb.de abrufbar.

© **SEVERUS Verlag**
http://www.severus-verlag.de, Hamburg 2011
Printed in Germany
Alle Rechte vorbehalten.

Der SEVERUS Verlag übernimmt keine juristische Verantwortung oder irgendeine Haftung für evtl. fehlerhafte Angaben und deren Folgen.

SEVERUS
Verlag

Vorwort.

Der medicinische Historiker hat eine doppelte Aufgabe; einmal aus Quellenstudien neues Thatsachenmaterial herbeizuschaffen, zum andern aus dem bereits gefundenen Material die Gesetze abzuleiten, nach denen die Entwickelung der Medicin erfolgt ist. Gerade diese letztere Aufgabe halten wir für eine ganz besonders wichtige. Denn sie allein vermag aus der Geschichte eine lebendige Wissenschaft zu machen, eine Wissenschaft, welche für die moderne Welt ein ganz anderes Interesse hat, als es Namen, Zahlen und geschichtliche Thatsachen allein haben können. Ihr will auch die vorliegende Arbeit ausschliesslich dienen. Allerdings will sie nicht die normalen Entwickelungswege der Medicin, sondern gewisse Abwege betrachten, auf welche die Heilkunst unter dem Druck der Verhältnisse gerathen ist. Doch ist nicht etwa eine vollständige und erschöpfende Geschichte des medicinischen Aberglaubens beabsichtigt, sondern nur eine Darstellung desselben in seinen Hauptzügen.

Da eine derartige Arbeit nun naturgemäss sich auf einen möglichst umfassenden Stoff stützen muss, so konnten die Literatur-Angaben nur mit einer gewissen Auswahl geschehen.

Breslau, Mai 1903.

Magnus.

Inhalts-Angabe.

Seite

Capitel I. Was hat man unter medicinischem Aberglauben zu verstehen? 1
Glauben und Aberglauben stammen aus derselben Quelle 1. Es hat eine Zeit gegeben, wo Glauben und Aberglauben noch nicht geschieden waren 1. In Griechenland entstand der medicinische Aberglauben im 7. vorchristlichen Jahrhundert 2. Erklärung des medicinischen Aberglaubens 3. Quellen des Aberglaubens 3.

Capitel II. Der Theismus in seiner Beziehung zur Medicin und in seinem Kampf mit der physikalisch-mechanischen Weltanschauung 4
Was ist Theismus 4. Stellung der babylonischen Götter zur Medicin 5. Die ägyptischen Götter und die Medicin 5. Die griechischen Götter in ihren Beziehungen zur Medicin 5. Der Priester ist der Träger aller medicinisch-naturwissenschaftlichen Erkenntniss 5. Die Lehren des Zoroaster 6. Griechischer Tempelschlaf 7. Göttermahl bei den Römern 7. Spiele als Versöhnungsmittel der Götter 8. Die etruskische Göttin Nortia 8. Der Kampf des Theismus gegen die physikalisch-mechanische Weltauffassung bei den Griechen und Römern 9. — § 1. Die Teleologie ist ein Compromiss zwischen den beiden Weltanschauungen 10. Stärke der Teleologie bei Galen 10. Die Teleologie der modernen Zeit 11.

Capitel III. Die Religion als Trägerin des medicinischen Aberglaubens 13
§ 2. Die Priesterschaft als Trägerin des medicinischen Aberglaubens 13. Der Priester als Gebieter der Naturerscheinungen 14. Die Magier 15. Druide 16. — § 3. Die Magie 16. Osthanes, Vertreter der Magie 16. Beliebtheit der Magie bei den Griechen 16, bei den Römern 17. Hadrian, Beschützer der Magier 17. Antonius Pius, Freund der Magier 17. Marc Aurel durch Magie geheilt 17. Septimius Severus 17. Diocletian als Widersacher der Magier 18. — § 4. Die medicinischen Leistungen der Magier 18. Kuren durch Sympathie 19. Der Strick des Gehängten 20. Sternschnuppen 20. Mond 20. Kreuzweg 20. Geheimnissvolle Zahlen 20. Galen, Anhänger der Zaubermedicin 20. Alexander von Tralles, Vertheidiger der magischen Behandlung 21. Quintus Serenus Samonicus wegen seiner Vertheidigung der Zaubermedicin von Caracalla hingerichtet 21. Sextus Placitus Papyriensis 21. Marcellus Empiricus über Sympathie 22. Mittel der Magier 22. — § 5. Die

Inhalts-Angabe.

antike Medicin und die Magie 24. Die Erkenntnisstheorie der antiken Medicin 24. Ueber den Bau der Hypothese 25. Der Analogieschluss 25. Die Atomistik ein Analogieschluss 25. Die Lichthypothese des Epikur ein Analogieschluss 26. Die medicinische Kritik 26. Der Begriff des Wunders in der antiken Welt 27. — § 6. Der Tempelschlaf 28. Aristophanes und der Tempelschlaf 29. Die Weihetafeln in Epidaurus 30. Der blinde Hermon 30. Vespasian und der Tempelschlaf 31. — § 7. Der Kirchenschlaf 31. Kaiser Heinrich II. im Schlaf vom heiligen Benedict operirt 33. Jeder mit Gebet eingeleitete Schlaf ist medicinisch wirksam 34. — § 8. Die medicinischen Heiligen 35. Lagerung der Kranken in der Kirche 36. Kirchliche Herbergen für Kranke 36. — § 9. Der Reliquiencultus 37. Medicinische Kraft der Reliquien 37. Dieselbe ist übertragbar 37. Medicamente aus der den Reliquien innewohnenden himmlischen Heilkraft hergestellt 38. Grabsteinpulver 38. Docht der Weihkerzen als Heilmittel 39. Wachs der Grabkerzen 39. Abwaschwasser der Altäre als Heilmittel 39. Oel aus den Altarlampen als Medicament 40. Die Decken der heiligen Gräber besitzen heilende Kräfte, die man sogar durch Wasser ausziehen kann 40. Heiligengräber sondern heilende Substanzen ab 40. Der Berufsarzt und der medicinische Heilige 41. Der Begriff des Wunders im Mittelalter 43. Stellung des Clerus zur Medicin im Mittelalter 43. — § 10. Der theistische Gedanke als Träger des medicinischen Aberglaubens 45. Gott ist der beste Arzt 46. Der heilige Benedict als Gesundbeter 46. Das Schweisstuch des Apostels Paulus als Heilmittel 47. Der Schatten des Apostels Petrus als Heilmittel 47. Die Krankheiten sind Schickungen Gottes 47. Syphilis, ein Strafgericht Gottes 47. Der englische Schweiss, ein Strafgericht Gottes 47. Mrs. Eddy 48. Reverend Dowie 49.

Capitel IV. Welchen Einfluss hat die Philosophie auf Form und Entstehung des medicinischen Aberglaubens ausgeübt? . . . 50

Das Verhalten der Philosophie zur Medicin 50. Die vorsokratische Philosophie 51. Heraklit's Ansicht über die Gefahren des Weingenusses 51. Die Philosophie als Quelle des medicinischen Aberglaubens 52. Alexandrien, Heerd des medicinisch-philosophischen Aberglaubens 52. Die Essäer 53. Die Neu-Pythagoräer 54. Apollonius von Tyana 54. Der Neu-Platonismus 57. Porphyrius über die Dämonen 57. Abrakadabra 57. Kinder als Medien 59. Porphyrius wird von Plotinus durch magische Worte von einer schweren Krankheit geheilt 60. Alexander verscheucht die Pest durch Zauberworte 60. Stellung des Christenthums zum Neu-Platonismus 61. Die Kirchenväter und der Dämonenglaube 61. Die Besessenheit 61. Exorcist 62. Der Dämonenglauben unter dem Einfluss des Christenthums 63. Der Teufel in der Pathologie 64. Das Geschlechtsleben und der Teufel; Incubus 66. Striga 66. Maleficium 67. Lothar II. und die impotentia ex maleficio 67. Die Scholastik und die Medicin 68. Die Medicin zur Zeit der Renaissance 69. Luther und der Teufelsglaube 69. Der Teufel und die Missgeburten 70. Der Teufel in Friedeberg 70. Schelling'sche Naturphilosophie 71. von Ringseis 71.

VIII Inhalts-Angabe.

Seite

Capitel V. Die Beziehungen der Naturwissenschaft zum medicinischen Aberglauben 72
Beschaffenheit der naturwissenschaftlichen Forschung 73. Die erkenntniss-theoretische Methode der Naturforschung 73. Astronomie 74. Ursprung der Astrologie 74. Die Sonne als Hauptgrund der Astrologie 76. Der Analogieschluss 77. Die babylonisch-assyrische Cultur und die medicina astrologica 78. Der Name Jatromathematiker 79. Petosiris-Nechepso 80. Bestimmung des Krankheitsausganges mit den Kreisen des Petosiris, Fig. 1 und Fig. 2, 81 u. 82. Die Sphäre des Demokritus, Fig. 3, 83. Die Astrologie bei den Griechen und Römern 83. Die Hippokratiker und die Astrologie 84. Sonnenfinsterniss 85. Kometen 85. Augenkrankheiten und Mondphasen 86. Protest des Sextus gegen die Astrologie 86. Die Astrologie im 2. christlichen Jahrhundert 87. Ptolemäus 87. Centiloquium des Ptolemäus 87, des Almansor 88, des Bethem 88. Heinrich v. Rantzau 89. Die Planeten in ihren Beziehungen zu den einzelnen Körpertheilen 89. Marsilius Ficinus 89. Der Thierkreis und die einzelnen Körpertheile 90. Die Schwangerschaft und die Planeten 90. Bildliche Darstellungen der Beziehungen des Thierkreises zu den einzelnen Körper-Organen, Fig. 4, 91. Geburt, Planeten, Thierkreis, Mond und Sonne 92. Sterne und Krankheits prognose 92. Sterne und Diagnose 93. Sterne und Complicationen der Krankheit 93. Einfluss der Tageszeiten auf den Körper 93. Die kritischen Tage 94. Stufenjahr 94. Das 63ste Lebensjahr ist das gefährlichste aller Jahre 95. Die Abhängigkeit der Verletzungen von dem Stand der Sterne 96. Die Therapie und die Astrologie 96. Die Chirurgie und die Astrologie 97. Der Aderlass und die Astrologie 98. Aderlass-Männchen, Fig. 5, 100. Erklärung der Fig. 5 101. Der Wechsel des Arztes und der Stand der Gestirne 102. Das 13. Jahrhundert und die Astrologie 103. Friedrich II. der Hohenstaufe, erklärter Astrologe 103. Arnold von Villanova und Petrus de Apono 103. Die Astrologie an den Höfen 104. Melanchthon und die Astrologie 104. Pico von Mirandola, Gegner der Astrologie 104.

Capitel VI. Welchen Einfluss hat die Medicin selbst auf die Entwickelung des Aberglaubens ausgeübt? 106
Die Medicin hat den Aberglauben nicht selbst erzeugt 106. Die Medicin hat dem Aberglauben Vorschub geleistet 108.

Literatur-Angabe 110

Capitel I.
Was hat man unter medicinischem Aberglauben zu verstehen?

Glauben und Aberglauben sind Zwillingsbrüder. Wenn auch der Eine die Menschheit ihrer höchsten Aufgabe entgegenführt und der Andere uns nur ein Zerrbild menschlicher Erkenntniss vorführt, so sind Beide doch Kinder eines Stammes. Beide sind hervorgegangen aus dem Gefühl der Unzulänglichkeit des menschlichen Wissens gegenüber den Naturerscheinungen. Die Thatsache, dass grade die wichtigsten Vorgänge des organischen Lebens nicht restlos zu erklären sind, dass vielmehr die Beschäftigung mit denselben sehr bald zu einem todten Punkt führt, der jeder weiteren Erforschung einen unüberwindlichen Widerstand entgegensetzt, diese Thatsache hat zu allen Zeiten in der Menschenbrust das Gefühl der Ohnmacht und der Abhängigkeit hervorgerufen. Und dieses Bewusstsein, von Factoren abhängig zu sein, welche der menschlichen Erkenntniss sich vollkommen entziehen, es hat dann das metaphysische Bedürfniss des Menschengeschlechtes geschaffen, d. h. das Bedürfniss zu jenen räthselhaften Factoren Stellung zu nehmen und sie dem menschlichen Fassungsvermögen näher zu bringen. Indem nun die Menschheit sich anschickte, sothanes metaphysisches Bedürfniss in ethischer Hinsicht zu stillen, schuf sie den Glauben, der dann in den verschiedenen Religionsformen zum Ausdruck gelangte. In wie weit hierbei göttliche Offenbarungen sich thätig gezeigt haben, dies zu erörtern gehört nicht hierher. Der Aberglauben aber trat in die Welt, als man versuchte, auch die naturwissenschaftlichen Vorgänge von dem Standpunkte jenes metaphysischen Bedürfnisses aus zu betrachten und zu erklären, wobei es allerdings vor der Hand noch nicht zu einer gegensätzlichen Stellung zwischen Glauben und Aberglauben kam. Denn es gab eine Zeit, wo Glauben und Aberglauben, d. h. also die metaphysische Betrachtung der ethischen Werthe und die metaphysische Betrachtung der gesammten Lebenserscheinungen nicht nur gleichwerthig waren, sondern sogar in einen Begriff zusammenflossen. Das war in jener Zeit, in der das Menschengeschlecht alle irdichen Vorgänge, gleichviel ob sie geistiger oder stofflicher Natur waren, als unmittelbare Folgen eines stetigen Eingreifens überirdischer Mächte ansah, jene Zeit, in der die Gottheit für alle irdischen Erscheinungen verantwortlich gemacht wurde. In jener Zeit wurde der Glauben zum Aberglauben und der Aberglauben zum Glauben. Eine Scheidung beider trat erst ein, als in besonders erleuchteten Köpfen die Ansicht zu dämmern begann, dass die Naturerscheinungen, das irdische Werden, Sein und Vergehen, zweckmässiger durch irdische, als durch überirdische Factoren zu erklären seien. Die Reaction gegen diese bessere Erkenntniss, das zähe Festhalten an der ursprünglichen Verquickung irdischer Erscheinungen mit metaphysischen Factoren, sie schufen den naturwissenschaftlichen Aberglauben. Für die griechische Welt muss man die Geburt des Aberglaubens etwa in das 7. vorchristliche Jahrhundert rücken, in jene Zeit, als Thales von Milet mit seinem Bemühen, das Irdische auch irdisch zu erklären, hervortrat. Dieses Beginnen des Milesiers ist der Anfang der rationellen, wissenschaftlichen Auffassung der Naturerscheinungen, und erst ihr gegenüber wurde die alte theistische Naturbetrachtung zum Aberglauben. Und was von den Naturerscheinungen im Allgemeinen, das gilt auch von der Medicin im Besonderen. Auch hier kann von Aberglauben erst die Rede sein, als neben der ursprünglichen theistischen Auffassung der Körperfunctionen und neben der metaphysischen Krankenbehandlung eine mit irdischen Momenten rechnende Bewerthung der gesunden wie kranken Erscheinungen des menschlichen Organismus Platz gegriffen hatte. Jetzt erst verloren Theismus und Theurgie, welche bis dahin als wohl berechtigte Consequenzen der herrschenden Weltanschauung auch für die Medicin vollste Geltung hatten beanspruchen können, diese ihre Berechtigung und wurden zum Aberglauben. Dies geschah, wenigstens für die griechische Medicin, um die Wende des 6. vorchristlichen Jahrhunderts. Das Corpus Hippocraticum zeigt uns bereits diese von allem theistischen Beiwerk gereinigte, nur mit irdischen Factoren rechnende griechische Medicin. Wann für die vorgriechischen Culturvölker, die Inder, Assyrer, Aegypter, diese Scheidung erfolgt sein möge, lässt sich im Augenblick wenigstens mit Sicherheit nicht bestimmen. Denn die bisher bekannt gewordenen ägyptischen und babylonisch-assyrischen Schriftwerke zeigen bereits ein inniges Gemisch von treuer Naturbeobachtung und theistischen Speculationen, d. h. also eine zwar mit stofflichen, irdischen Erscheinungen rechnende, aber reichlich mit Aberglauben durchsetzte Medicin.

Nach dem, was wir soeben gesagt haben, würde der medicinische Aberglauben also definirt werden können als: „Glauben, dass die gesunden wie kranken Aeusserungen des körperlichen Lebens ohne Rücksichtnahme auf deren irdische Natur durch überirdische Kräfte erklärt eventuell behandelt werden können."

Je nach der Art und dem Ursprung dieser ausserirdischen Kräfte zeigt der medicinische Aberglauben die verschiedensten Erscheinungsformen. Suchte man die genannten Kräfte in den himmlischen Gefilden, so kleidete sich der medicinische Aberglauben in ein religiöses Gewand, und seine Quelle waren die religiösen Culte. Glaubte man aber, dass bei dem Regiment der Welt ausser Gott noch andere geheimnissvolle Elemente betheiligt seien, wie sie die verschiedenen philosophischen Systeme in so mannigfacher Form geschaffen haben, so trug der medicinische Aberglauben ein philosophisch-mystisches Gepräge, und die Geschichte der Philosophie deckt uns seine Quellen auf. Sollten aber gewisse geheimnissvolle im Schooss der Natur verborgene oder ausserhalb des Erdballs befindliche Kräfte auf das menschliche Leben beeinflussend wirken, so nahm der medicinische Aberglauben einen naturwissenschaftlichen Charakter an. Vielfach wirkten aber auch die genannten drei Factoren gleichzeitig oder in wechselnden Verbindungen, oder gewisse andere in der menschlichen Natur begründeten Dinge wirkten mit. Und deshalb ist es unter Umständen nicht ganz leicht zu entscheiden, aus welcher Quelle diese oder jene Form des medicinischen Aberglaubens ihre Hauptnahrung bezogen haben möge. Aber trotzdem wollen wir doch die Quellen, aus denen der medicinische Aberglauben hervorgegangen ist, unserer Betrachtung als allgemeines Eintheilungsprincip zu Grunde legen, da ohne den Versuch einer systematischen Anordnung des gewaltigen Stoffes eine nur einigermaassen befriedigende Uebersicht über das umfassende Material nicht zu ermöglichen ist.

Bevor wir aber dazu schreiten, zu untersuchen, wie es dazu gekommen sein möge, dass die reinsten und werthvollsten Quellen aller menschlichen Erkenntniss, Religion, Philosophie und Naturwissenschaft zugleich auch die Quellen des medicinischen Aberglaubens wurden, dürfte es sich empfehlen klarzulegen, welche Gestalt die Medicin unter der ausschliesslichen Herrschaft des

Theismus angenommen hatte, und wie sich die Verhältnisse dann gestaltet hatten, als die physikalisch-mechanische Naturanschauung in der Welt erschienen und mit der bis dahin allein herrschenden theistischen Weltanschauung in Kampf gerathen war. Gerade diese Verhältnisse sind für die Entwickelung des medicinisch-naturwissenschaftlichen Aberglaubens so wichtig, dass wir erst auf sie einen orientirenden Blick werfen müssen, bevor wir an die Betrachtung des medicinischen Aberglaubens selbst herantreten dürfen. Und so wollen wir denn zuvörderst betrachten:

Capitel II.
Der Theismus in seiner Beziehung zur Medicin und in seinem Kampf mit der physikalisch-mechanischen Weltanschauung.

Wie wir bereits im Capitel I auseinandergesetzt haben, hat es in den Culturen aller Völker einst eine Zeit gegeben, in welcher die medicinisch-naturwissenschaftliche Erkenntniss ausschliesslich durch die Lehren des religiösen Bekenntnisses zum Ausdruck gebracht wurde. Dieses Bestreben, die Naturerscheinungen durch ausserirdische Kräfte zu erklären, ist das, was wir unter Theismus verstanden wissen wollen. Aber diese religiös gefärbte Naturauffassung trug trotzdem noch keine Spur von Aberglauben an sich. Vielmehr war sie so lange die einzig berechtigte und dem Auffassungsvermögen der Menschen durchaus entsprechende Naturanschauung, als die Erkenntniss noch nicht in den Köpfen aufgegangen war, dass die irdischen Vorgänge auch nur durch irdische Ursachen geschehen könnten. Es war das jene Zeit, von der wir Eingangs dieser Untersuchung gesagt hatten (Seite 2), dass in ihr der Glauben zum Aberglauben und der Aberglauben zum Glauben wurde. In dieser Zeit wurden die Himmlischen für alle leiblichen Gebresten des Menschengeschlechtes in Anspruch genommen. Ihre Pflicht war es, die functionellen Vorgänge des menschlichen Körpers in allen Phasen auf das Sorgsamste zu beobachten und für den ungestörten Fortgang zu sorgen. Da nun aber die Himmelsbewohner auch ihre Launen hatten, genau wie die Erdenbürger, so kam es leider nur zu oft vor, dass sie sich ihrer Pflicht, für die ungestörte Entwickelung der vegetativen wie animalen Körperfunctionen zu sorgen, in ungenügender Weise annahmen, ja dieselbe eventuell sogar absichtlich vernachlässigten. So entstanden Störungen in dem regelmässigen Ablauf des körperlichen Lebens, und damit kamen die Krankheiten in die Welt. Hatten somit die Götter die unmittelbarste Schuld an dem Auftreten der Krankheit, so war es auch ihre Pflicht, für die Beseitigung derselben zu sorgen. So lagen Pathologie und Therapie ausschliesslich in den Händen der Götter. In welcher Weise nun aber die Gottheiten diese ihre medicinischen Obliegenheiten auffassten und zur Ausführung brachten, darüber herrschten die verschiedensten Anschauungen, wie dies uns die religiösen Culte lehren. Bei den Babyloniern war der grosse Gott Marduk der Vertreiber aller Krankheiten, während Urugal, Namtor und Nergal die Rolle von Pestgöttern spielten.

Aehnliches finden wir bei den Aegyptern; so galt ihnen die katzenköpfige Göttin Bubastis als Spenderin reichen Kindersegens. Ibis nahm sich der von Verdauungsbeschwerden geplagten Menschheit mit besonderem Interesse an und gab diesen seinen Bestrebungen durch Erfindung des Klystiers einen löblichen Ausdruck.

Auch bei den Griechen machten sich die Götter um die kranke Menschheit verdient. So erfand Apollo die Heilkunst, und wenn es seine Zeit sonst zuliess, half er wohl auch einmal, wenn sich dem Eintritt eines jungen Erdenbürgers in das Irdische Schwierigkeiten in den Weg stellten. Doch hatte für gewöhnlich Aphrodite die Pflicht, in genannten Fällen einzugreifen, wie sie ja überhaupt für Alles, was auf die Liebe Bezug nahm, mochte es sich nun um das Aesthetische oder Pathologische der Minne handeln, haftbar war. Athene spielte die Rolle einer Augenärztin und scheint sich bei dieser Beschäftigung nicht übel gestanden zu haben; so baute ihr z. B. Lykurg, den sie, wie es scheint, von einer sympathischen Augenerkrankung befreit hatte, einen Tempel. Und ausserdem erwarb sie sich durch ihre augenärztliche Thätigkeit noch die verschiedensten epitheta ornantia wie z. B. ὀφθαλμῖτις u. a.

Bei der ausschliesslich theistischen Auffassung, welche in den hier in Rede stehenden Zeiten den menschlichen Geist erfüllte, mussten ganz naturgemäss die Priester die alleinigen Träger der gesammten naturwissenschaftlich-medicinischen Erkenntniss sein. Und das mit Recht. Denn wer hätte bei sothaner Weltanschauung wohl anders dem Menschen Aufschluss über seinen eigenen Körper sowie über die Natur überhaupt geben sollen als der Priester, der irdische Vertreter der unsterblichen Götter. Und wer anders hätte dem Menschen die Hülfe der himmlischen Mächte in allen Leibesnöthen übermitteln sollen als gerade der Priester. So war es also die unvermeidliche Consequenz der theistischen Weltanschauung, dass der Priester sowohl Arzt als auch Vertreter aller naturwissenschaftlichen Erkenntniss, sowie Helfer und Berather in allen irdischen Nöthen war. Mochte nun körperliches oder seelisches Leid den Einzelnen befallen haben, oder mochte das ganze Volk unter schweren Schicksalsschlägen wie Pest u. dgl. m. seufzen, immer suchte man im Heiligthum der Götter, bei dem unfehlbaren Priester Hülfe und Rettung. Und die Priester haben es allezeit meisterlich verstanden, das medicinisch-naturwissenschaftliche Bedürfniss ihrer Clienten gründlichst zu befriedigen. Denn die Religionen aller Culturvölker — und das Christenthum nimmt in diesem Punkt keineswegs eine Ausnahmestelle ein — sind stets auf das Eifrigste bemüht gewesen, das naturwissenschaftliche wie medicinische Denken in engster Abhängigkeit von ihren Lehren und Dogmen zu erhalten. Und zu diesem Zweck hat man dann allerlei Ceremonien, Gebräuche und Lehren gebraucht, mittelst deren der Priester stets in der Lage sein sollte, der von Schmerz und Leid geplagten Menschheit die Hülfe der Götter zu sichern. Gar seltsam und mannigfach nun waren diese heiligen Gebräuche in den verschiedensten Religionssystemen. In dem uralten Cultus des Zoroaster stammten alle Uebel, also auch die Krankheiten, von dem Princip der Finsterniss, das durch die Person Ahrimans verkörpert wurde, und nur die aus einem besonderen medischen Volksstamm hervorgegangene Priesterkaste der Magier konnte dieselben heilen. Aber es war nun durchaus nicht so leicht, Mitglied dieser Kaste und Besitzer der nur ihr zugänglichen magischen Fähigkeiten zu werden. Man musste erst in die Mysterien des Mithra eingeweiht werden, ehe man die Herrschaft über die Naturkräfte gewinnen konnte. Hatte man aber die priesterliche Weihe erhalten, so führte man den stolzen Titel „Besieger des Uebels" und war nun befähigt, die ärztliche Praxis zu üben. Als wesentlichster Bestandtheil einer jeden ärztlichen Behandlung galt das göttliche Wort, das man in Form von geheimnissvollen Beschwörungsformeln, heiligen Gesängen und einzelnen besonders heilkräftigen Worten zur Anwendung brachte. Vornehmlich war es das Wort „Ormudz", der Name der höchsten Gottheit, dem man die weitgehendsten medicinischen Fähigkeiten zutraute.

Bei den Sumerern, den Vorläufern der babylonisch-assyrischen Cultur, spielte der Traum eine bedeutende ärztliche Rolle. Man vermuthete in demselben einen directen medicinischen Rath der

Gottheit, und es war nun Sache des priesterlichen Arztes, den Traum in der für das Leiden des Träumenden geeigneten Form zu deuten. Auch die alt-griechische Cultur hatte dem Traum eine hervorragende medicinische Bedeutung eingeräumt und sich sogar ein eigenes System, das des Tempelschlafes, zurechtgelegt, um allezeit weissagende Träume von den Göttern zu erhalten. Der Kranke musste nach Darbringung der obligaten Opfer im Tempel eine Nacht zubringen, und was er da träumte, enthielt in unmittelbarster Form den medicinischen Rath der Gottheit. Aber nur der Priester war befähigt, den so gewonnenen Traum zu deuten und ihm medicinisches Leben zu verleihen. Da es nun aber wohl auch vorkam, dass ein allzu prosaischer und phlegmatischer Kranker überhaupt nicht träumte, so sprang alsdann der Priester hilfreich ein. Ihn begnadete der Gott stets und auf's Schnellste mit dem rathspendenden Traum. Ueber die Schicksale des Tempelschlafes in den späteren Zeiten des Alterthums und in der christlichen Zeit siehe § 6 und 7 dieser Arbeit.

Höchst eigenthümliche Formen hatte die medicinische Thätigkeit des Priesters in den ersten Jahrhunderten des Römerthums angenommen. Dies zeigte sich besonders bei grossen allgemeinen Calamitäten, wie Pest, Kriegsnoth u. dgl. mehr. Hatten solcherlei Ereignisse einen das öffentliche Wohl in bedenklicher Weise gefährdenden Umfang erreicht, so suchte man das Wohlwollen der Götter in der wunderlichsten Weise zu gewinnen. Man lud nämlich die Himmlischen einfach zu Gaste, indem man ihnen ein opulentes Mahl rüstete. Das erste derartige Göttermahl wurde in Rom im 6. vorchristlichen Jahrhundert bei Gelegenheit eines grossen Sterbens abgehalten. Apollo, Latona, Diana, Herkules, Merkur und Neptun wurden feierlichst zu diesem Mahl geladen und acht Tage lang währte diese fromme Speisung. Die Gottesbilder lagen dabei auf prachtvoll gepolsterten Speisebetten, und die Tafeln waren auf das Reichlichste besetzt. Aber wie die Götter, so war auch das ganze Volk zum Schmaus geladen. Alle Häuser waren geöffnet und Jedermann mochte an den üppigst beschickten Tafeln der Begüterten schmausen so viel er wollte. Ja selbst die ausgesprochensten Feinde des Hauses konnten eintreten und sich an den Leckereien letzen ohne übler Worte sich versehen zu müssen; ja man hielt es im öffentlichen sanitären Interesse sogar für gerathen, die Gefangenen der Fesseln und der Haft zu entledigen. Hatten aber die Götter trotz der opulenten Gastereien noch immer kein Einsehen und wüthete Pest, Kriegsunglück, Misswachs oder was nun grade das Volk beängstigte, in ungebrochener Wuth weiter, so suchte man durch Bühnen-Spiele möglichst für das Vergnügen der Himmlischen zu sorgen. Derartige Spiele bestanden anfänglich nur aus von Flötenspiel begleiteten anmuthigen Tänzen. Und aus diesen einfachen Anfängen soll sich, wie uns Livius Buch 7, Capitel 2 berichtet, schliesslich das Schauspiel mit allen seinen im Alterthum so eifrig gepflegten Abwechselungen entwickelt haben. Hiernach wäre also unsere moderne Bühne schliesslich gar noch religiös-sanitären Ursprungs; gewiss eine gar absonderliche Entdeckung, von der sich unsere heutigen Theaterbesucher wohl kaum etwas werden träumen lassen.

Unter Umständen suchte man das Wohlgefallen der Götter an derlei Vergnügen auch noch durch allerei sonderbare Zuthaten zu steigern. So bestimmte man z. B., dass die zur Abwendung der Hannibal-Gefahr veranstalteten Spiele 333 333 $^1/_3$ Kupferass kosten sollten.

Fanden aber die Götter trotz alledem an Gasterei, Tanz und Flötenspiel nicht ausreichendes Wohlgefallen und konnten sie durch solcherlei Kurzweil nicht bewogen werden, die Pest oder sonstiges anderes Unglück zu beseitigen, so ernannte man einen Dictator, und dieser schlug, wenn möglich am 13. September, zur Besänftigung des himmlischen Unmuthes einen Nagel im Tempel des Jupiter ein. Dies scheint eine uralte von den Etruskern geübte Sitte gewesen zu sein, wenigstens berichtet der römische Schriftsteller Cincius, dass man solche Nägel im Tempel der etruskischen Göttin Nortia hätte sehen können. Diese Nägeltherapie wendeten die Römer z. B. bei Gelegenheit jener grässlichen Pest an, die im 5. vorchristlichen Jahrhundert wüthete und der auch der berühmte Furius Camillus erlag.

So wundersam uns nun auch all' die geschilderten Proceduren anmuthen und so sehr sie mit dem modernen Begriff des Aberglaubens auch übereinstimmen mögen, so standen sie doch in der Zeit ihres Entstehens dem Aberglauben eben so fern, wie sie ihm heute nahe stehen würden. Denn jene Zeit, welche die genannten Vorgänge gesehen hat, sie huldigte einem exclusiven Theismus, und weil sie das that, so waren der Götterschlaf, die Göttermahle, die heiligen Spiele und wie sonst noch all' die wunderlichen Massnahmen heissen mögen, mit denen man die medicinische Hülfe der

Götter sich zu sichern suchte, wohl berechtigte Theile des religiösen Cultus. Der Makel des Aberglaubens klebte ihnen noch nicht an. Und dies Verhältniss bestand von rechtswegen so lange die theistische Weltanschauung unbestritten herrschte.

Auf die Zeit nun, in welcher die theistische Weltanschauung unbeschränkt regierte und in den eben beschriebenen Formen in der Medicin zum Ausdruck gelangte, folgte eine Zeit, in welcher der Theismus die Herrschaft mit einem mächtigen Rivalen, der physikalisch-mechanischen Weltanschauung, theilen musste. Der Kampf zwischen diesen beiden Weltanschauungen hob für die griechische, sowie für die abendländische Cultur überhaupt mit dem ersten Auftreten der ionischen Philosophie an. Und bis heut ist derselbe in gar manchem Kopf noch nicht ganz beendet. Das steht aber fest, dass sich der Aberglauben immer dann besonders lebhaft in der Medicin geregt hat, wenn der theistische Gedanke einmal wieder das Uebergewicht erlangt hatte.

Im griechischen und römischen Alterthum scheint es zu einem hartnäckigen Kampf zwischen theistischer und physikalisch-mechanischer Weltanschauung in der Medicin selbst nicht gekommen zu sein. Es wich vielmehr die Vorstellung von dem Eingreifen der Götter in den Ablauf der Körperfunctionen allmählich vor der physikalisch-mechanischen Auffassung zurück, wenigstens was das Denken und Fühlen der Aerzte anlangt. Dass andere Stände, vornehmlich die Vertreter der Religion, nicht so friedlich dieser mechanischen Weltauffassung sich fügten, werden wir im Cap. III bald zeigen. Aber in der Heilkunde selbst war das eben anders. Schon das Corpus Hippocraticum zeigt uns eine von allem theistischen Beiwerk gereinigte Medicin, und von dem Erscheinen dieses Werkes, also etwa vom 5. vorchristlichen Jahrhundert an, bis zum Sturz des Alterthums, also etwa bis in's 5. oder 6. nachchristliche Jahrhundert, macht sich in den medicinischen Werken niemals mehr der Versuch bemerkbar, Krankheitsursache und Krankheitsbehandlung zu den Göttern des antiken Himmels in Beziehung zu setzen. Im Gegentheil! Man war mit Eifer bestrebt, das Wesen der Krankheit in mechanischen Verhältnissen des Körpers zu finden, und eine Reihe der verschiedensten medicinischen Lehren zeugt davon. Das umfassende, aus dem 2. nachchristlichen Jahrhundert stammende Werk des Galen, dieser antike Kanon der Medicin, hat allen Theismus und alle Theurgie abgethan und stützt sich nur auf physikalisch-mechanische Momente: Beobachtung, Experiment,

Cap. II. Der Theismus in seiner Beziehung zur Medicin und in seinem

Section. Die antike Religion und die antike Medicin hatten eben ihren Frieden mit einander gemacht; aber nicht etwa einen Frieden, bei dem der eine Theil eine volle Niederlage zu verzeichnen gehabt hätte, sondern einen gütlichen Frieden, einen Frieden, bei dem die theistische wie die mechanisch-physikalische Naturanschauung beide in gleicher Weise zu ihrem Recht kamen. Der Einigungspunkt, auf den dieser Friede, oder sagen wir besser Compromiss geschlossen wurde, war die Teleologie.

§ 1. Unter **Teleologie** verstehen wir die Vorstellung, dass alles irdische Sein von einer höheren Macht nach einem vorbedachten Plan geschaffen sei und deshalb alles organische Leben in Form und Bethätigung auf das Vollkommenste der ihm von dieser höheren Macht zugewiesenen Aufgabe entspreche. Für die antike Medicin war diese Vorstellung geradezu unentbehrlich. Denn sie gestattete dem theistisch Gesinnten ohne Weiteres, den Menschen als ein nach allen Seiten hin ausgezeichnetes, für die Weisheit Gottes zeugendes Product des Schöpfers zu halten, ohne ihm in Krankheitsfällen die nach den vorliegenden ärztlichen Beobachtungen unmögliche Annahme aufzuzwingen, dass die Krankheit von Gott stamme. Denn die Krankheit konnte ja doch gemäss der physikalisch-mechanischen Naturanschauung sehr wohl ein Product allerlei widriger, rein irdischer Zustände sein, ohne dass mit dieser Annahme auch nur der leiseste Zweifel an der Weisheit und Schaffenskraft der Götter verbunden zu sein brauchte. Diese teleologische Anschauung, welche die gesammte antike Naturbetrachtung wie ein rother Faden durchzieht, tritt bei Galen in einer ganz absonderlichen Stärke in Erscheinung. In allen Theilen des gewaltigen Galen'schen Werkes, in der Anatomie wie in der Physiologie, in der Pathologie wie Therapie, überall kehrt die überzeugteste teleologische Auffassung wieder, eine Auffassung, welche schliesslich in dem Ausspruch gipfelt (Gebrauch der Theile, Buch XI, Cap. 14): „Der Vater der Natur hat seine Güte offenbart durch die weise Sorgfalt für alle seine Creaturen, indem er jeder das ihr wahrhaft Nützliche verlieh".

Von nun an sollte die teleologische Auffassung alles irdischen Werdens, Seins und Vergehens nicht mehr aus der Welt verschwinden. Das Christenthum übernahm sie in vollstem Umfange aus der antiken Cultur, und erst die Philosophie und Naturwissenschaft der modernen Zeit vermochten sie ernstlich zu erschüttern.

Die biologische Wissenschaft, wie sie die Gegenwart geschaffen hat, lehrt uns, dass alle irdischen Naturerscheinungen auch irdischen Ursachen ihre Entstehung verdanken, dass die irdische Welt auch irdisch regiert werde. Und damit hat sich denn die Teleologie, wie sie uns in den Werken des Heiden Galen und in den Schriften der christlichen Kirchenväter entgegentritt, als Aberglauben entpuppt, allerdings als eine Form des Aberglaubens, welche mit den sonstigen Arten des medicinisch-naturwissenschaftlichen Aberglaubens nicht entfernt in eine Linie gestellt werden darf. Dieses unser Urtheil verwahrt sich aber gegen jede Verallgemeinerung auf des Energischste; es will nur für jene Teleologie gelten, welche die Welt beherrscht hat, ehe Descartes und Spinoza lehrten und ehe die moderne Naturwissenschaft mit ihrer biologischen Methode aufgetreten war. Ob nicht aber doch eine Weltauffassung möglich wäre, welche, ohne sich des Vorwurfs des Aberglaubens versehen zu müssen, teleologische Neigungen verrathen dürfte, das ist eine Frage, die zu entscheiden hier nicht der Ort ist. Jedenfalls können wir nicht in Abrede stellen, dass, je tiefer wir in die Geheimnisse der Natur eindringen, sich um so energischer die Existenz eines bewunderungswürdigen, alle Gebiete der Natur durchziehenden intelligenten Willens bemerkbar macht. Stellt man aber diese Thatsache nicht principiell in Abrede, wie es der moderne Materialismus zu thun beliebt, sondern trägt ihr Rechnung, so würde damit eine Rehabilitation der Teleologie sich als nothwendiger Factor unserer Weltanschauung ergeben. Allerdings müsste diese Teleologie ein wesentlich anderes Gepräge tragen, als wie die als Aberglauben erkannte Teleologie des Alterthums und des Mittelalters. Sie müsste von der Betrachtung der gesammten organischen Formenwelt Abstand nehmen, um ihre Thätigkeit an die letzten Glieder jener Kette von Erfahrungen und Schlüssen zu verlegen, welche die moderne Wissenschaft von den Naturerscheinungen sich gebildet hat. Das könnte sie aber unserer Meinung nach auch ohne befürchten zu dürfen, der für den heutigen Naturforscher unerlässlichen Forderung: „die irdische Welt wird in ihren Formen und Vorgängen nur von irdischen Gesetzen geleitet" irgendwie in den Weg treten zu müssen. Wie eine so geartete Teleologie ausschauen müsste, das hat Hartpole Lecky mit folgenden Worten gezeigt:

„Diese Anschauung, die das Universum mehr als einen Orga-
„nismus, denn als einen Mechanismus darstellt, und seine Ent-

„faltungen und Uebergänge mehr für das Ergebniss einer stufen-
„mässigen Entwickelung von Innen heraus, als einer Einwirkung
„von Aussen her ansieht, ist so neu und auf den ersten Blick so
„befremdend, dass Viele jetzt mit Schrecken davor zurück-
„schaudern unter dem Eindruck, sie zerstöre das Argument von
„dem Weltplan und komme beinahe der Leugnung einer höchsten
„Intelligenz gleich. Allein ich denke, es kann nur wenig Zweifel
„sein, dass eine solche Furcht zum grössten Theil unbegründet ist.
„Dass die Materie vom Geist regiert wird, dass alle Schöpfungen
„und Gestaltungen der Welt Erzeugnisse der Intelligenz sind, dies
„sind ganz feststehende Lehrsätze, mögen wir diese Schöpfungen
„für Ergebnisse eines einzelnen, augenblicklichen Willensaktes oder
„einer langsamen, zusammenhängenden und geregelten Entwickelung
„ansehen. Die Beweise von einer coordinirenden und combiniren-
„den Intelligenz bleiben beide unberührt, auch kann kein denk-
„barer Fortschritt der Wissenschaft in dieser Richtung sie zer-
„stören. Wenn die berühmte Theorie, dass alles thierische und
„Pflanzenleben aus einem einzigen Lebenskeime entspringt, und
„dass all' die verschiedenen jetzt vorhandenen Thiere und Pflanzen
„durch einen natürlichen Entwickelungsprocess aus jenem Keim
„hervorgegangen sind, eine ausgemachte Wahrheit wäre, so würden
„wir doch noch hinzeigen können auf die Beweise von der Intelli-
„genz in der gewesenen und fortschreitenden Entwickelung, in
„jenen ausgezeichneten Formen, die so verschieden sind von dem,
„was der blinde Zufall hervorbringen könnte, in der offenbaren
„Zusammengehörigkeit der äusseren Umstände mit dem lebenden
„Geschöpf und des lebenden Geschöpfes mit den äusseren Um-
„ständen. Das Argument von dem Weltplan würde sich in der
„That ändern; es würde eine Feststellung in einer neuen Form
„erfordern, aber es würde ebenso überzeugend sein, wie früher.
„Ja, es ist vielleicht nicht zu viel gesagt, dass, je vollständiger
„dieser Begriff der allgemeinen Entwickelung gefasst wird, desto
„fester sich eine wissenschaftliche Lehre von der Vorsehung auf-
„bauen und desto stärker die Zuversicht auf einen künftigen Fort-
„schritt sein wird."

Man vergl. auch Magnus, Medicin und Religion, Seite 24 ff.

Trotzdem nun also in der Teleologie der Einigungspunkt für die theistische und für die physikalisch-mechanisch denkende Medicin gefunden war, so versuchte der Theismus im Lauf der Geschichte unserer Wissenschaft doch immer auf's Neue Vorstösse gegen die physikalische Richtung in der Medicin. Und mit jedem solchen Vorstoss trat dann auch der Aberglauben in der Medicin wie in den Naturwissenschaften mit einer ganz besonderen Wucht in Erscheinung. Nachdem wir uns in dem vorstehenden Capitel II hinreichend über den Theismus und seine Stellung zu der physikalisch-mechanischen Weltauffassung unterrichtet haben, werden wir nunmehr zu einer Betrachtung der einzelnen Formen des medicinischen Aberglaubens übergehen. Und zwar werden wir, wie wir dies bereits im Capitel I gesagt haben, das gewaltige vorliegende Material in der Weise anordnen, dass wir den medicinischen Aberglauben nach den Quellen, aus denen er geflossen ist, betrachten. Wir beginnen mit den Beziehungen, die zwischen den religiösen Bekenntnissen und dem Aberglauben allzeit in besonderer Innigkeit geherrscht haben.

Capitel III.
Die Religion als Trägerin des medicinischen Aberglaubens.

In der Geschichte des medicinischen Aberglaubens spielt die Religion unbedingt die hervorragendste Rolle. Das religiöse Bekenntniss, wie geartet es auch immer gewesen sein mag, hat gerade den medicinischen Aberglauben gefördert wie kein anderer Culturfactor. Die Religion hat den medicinischen Aberglauben nicht allein hervorgerufen und genährt, sondern sie hat ihn auch mit der ganzen grossen, ihr zu Gebote stehenden Machtfülle vertheidigt. Ja oft genug ist sie denen, so da an die Segnungen der von der Religion verballhornten Medicin nicht so recht glauben wollten, ganz energisch mit Feuer und Schwert zu Leibe gegangen. Und das hat etwa nicht bloss dieses oder jenes Religionsbekenntniss gethan, sondern alle haben sich gleichmässig als die beflissensten Förderer des medicinischen Aberglaubens erwiesen, so dass man wohl nicht unrecht thut, für gewisse Zeiten die Priesterschaft schlechthin, ohne Nennung irgend eines Bekenntnisses, als die vornehmlichste Trägerin des medicinischen Aberglaubens zu bezeichnen. Das Nähere soll uns der folgende § 2 lehren.

§ 2. **Die Priesterschaft als Trägerin des medicinischen Aberglaubens.** Der Hauptgrund für diese gerade nicht sonderlich rühmliche Thätigkeit der berufenen Vertreter des Göttlichen liegt wohl in dem Umstand, dass mit dem Auftreten einer physikalisch-mechanischen Naturanschauung die bis dahin alleinherrschende theistische Weltauffassung zu einem scharfen Kampf gegen die neue Naturerklärung genöthigt wurde. Diesen Kampf aber focht vornehmlich die Priesterschaft, die ja bei dem Auftreten einer neuen, nur mit irdischen Factoren rechnenden Weltauffassung das Meiste zu verlieren hatte. Denn sie hatte ja bis dahin dem Volk die Hülfe der Götter in allen Leibesgebrechen vermittelt, wie sie auch die ausschliessliche Trägerin aller naturwissenschaftlichen Erkenntniss gewesen war. Und dass die Priesterschaft die umfassende Herrschaft, welche sie als Ueberbringerin der göttlichen Hülfe in allen medicinisch-naturwissenschaftlichen Fragen ausübte, so ohne Weiteres aufgeben wollte, das kann wohl eigentlich Niemand so recht erwarten. Denn Herrschen hat den Menschen allzeit weit lieblicher gedünkt als Gehorchen, und der Herrschende hat sich noch immer auf das Energischste gewehrt, so man seine Herrschaft anzutasten versuchte. Solches thaten nun eben auch die Priester aller Culte, als die mechanisch-physikalische Weltanschauung mit dem alten Plunder der theistischen Medicin von Grund aus aufzuräumen begann. Und dass sie das thaten, wird ihnen ein Billigdenkender wohl kaum verübeln; aber wie sie es thaten, das kann man nicht gutheissen, wofern man nicht zu Jenen gehört, die hinter jeder Handlung eines Dieners des Himmels nun alsbald auch etwas ganz besonders Heiliges wittern zu müssen glauben.

Um den Kampf gegen die physikalisch-mechanische Naturanschauung recht wirksam zu gestalten, legten sich nämlich die Priester flugs eine weitreichende Herrschaft über die Natur bei. Sie machten dem Volke begreiflich, dass ihnen von den Himmlischen die Gabe verliehen sei, die Natur im Interesse der Kranken zu beherrschen und dass alle Kräfte der Natur, die offenkundigen wie die in den Tiefen der Schöpfung geheimnissvoll verborgenen, dem priesterlichen Wink gehorsamten. Den ewigen Kreislauf des Stoffes mit seinem Werden, Sein und Vergehen behauptete der Diener des Himmels ebenso widerstandslos beherrschen zu können, wie sein Auge den Zeitenstrom in Vergangenheit, Gegenwart und Zukunft durchdringen sollte.

Ausgerüstet mit diesen umfassenden Machtmitteln musste der Priester dem Volk nicht mehr bloss als Arzt, sondern als ein von der Gloriole des Ueberirdischen umstrahlter Wundermann erscheinen. Und in dieser Rolle zeigt er sich denn auch in vielen

Cap. III. Die Religion als Trägerin des medicinischen Aberglaubens. 15

antiken Religionen. Bei den Völkern Italiens erscheint der Priester — allerdings zu einer Zeit, die noch vor den Anfängen Roms liegt — als Arzt, Wahrsager, Traumdeuter, Wettermacher u. dgl. m. Genau derselben Aemter waltete er bei den keltischen Stämmen, so in Gallien und Britannien. Auch in der morgenländischen Welt war die Stellung des Priesters die nämliche. Besonders galten bei den Medern und Persern die Priester als Personen, die mit überirdischen Kräften ausgestattet sein sollten. Hier waren es vornehmlich Angehörige eines bestimmten medischen Stammes, welche die Priesterkaste bildeten und den Namen Magier führten. Dieser ursprünglich nur für den Beruf des Priesters gültige Name gewann aber schliesslich eine höchst profane Bedeutung. Es fanden sich nämlich bald genug schlaue Köpfe, die da meinten, der Stand des priesterlichen Arztes und Zauberkünstlers sei doch am Ende ein ganz einträglicher und müsse seinen Mann gut nähren, auch wenn sothaner Mann gerade kein Priester, sondern ein Profaner sei. So entstand denn ein besonderer Stand der Zauberer, Wunder- und Medicinmänner, der sich hoch und theuer vermaass, allen physischen wie psychischen Leiden ihrer Mitmenschen ebenso gründlich den Garaus machen zu können wie die Priester. Um aber dieser ihrer Kunst auch die nöthige Weihe zu verleihen, legten sich besagte Herren den ehrwürdigen Namen jener medischen Priesterkaste bei und nannten sich „Magier". So war denn also der ursprünglich nur zur Bezeichnung einer bestimmten Priesterkaste dienende Name „Magier" zur Bezeichnung von Charlatanen und Schwindlern herabgesunken. Und das eben nur, weil die Priester mit ihrem erhabenen Stande Missbrauch getrieben, ihn zu allerlei unwürdigen medicinisch-naturwissenschaftlichen Gaukeleien herabgewürdigt hatten. Darum trägt auch das Priesterthum ganz allein die Schuld an der Entwickelung der Magier, dieser so üblen Gesellen. Wenn aber Plinius (Buch XXX, Cap. 1, § 2) die Magie der Medicin an die Schösse zu hängen sucht, so hat er damit nur insoweit Recht, als der Priester in der theistischen Zeit ja auch Arzt war. Nur in dieser Hinsicht kann zwischen Arzt und Magier ein genetisches Verhältniss construirt werden. Die Medicin an sich aber hat auch nicht den geringsten Theil an dem Emporkommen der Magie und ihrer unsauberen Vertreter. Unsere Wissenschaft hat wahrlich gerade genug Schaden durch die Magie erlitten, dass sie nicht auch noch die Vaterschaft für dieses übelgerathene Kind der Civilisation zu übernehmen braucht.

16   Cap. III. Die Religion als Trägerin des medicinischen Aberglaubens.

Aehnliches wie dem Namen der medischen Priesterkaste scheint übrigens auch dem Namen der keltischen Priester „Druide" widerfahren zu sein. Wenigstens hören wir im 3. nachchristlichen Jahrhundert von Wahrsagerinnen, die sich Druidinnen nannten. Doch scheint dieser Gebrauch des Wortes „Druide" nur ein ganz localer und eng begrenzter geblieben zu sein, während dagegen der Ausdruck „Magier" schliesslich ganz allgemein zur Bezeichnung von Charlatanen und medicinischen Schwindlern benützt wurde. Denn im ganzen klassischen Alterthum hiessen jene Schwindler, die medicinisch-naturwissenschaftlichen Hokuspokus trieben und mit überirdischen Kräften hantirten, „Magier", und dem nämlichen Gebrauch begegnen wir im Mittelalter und theilweise auch noch in der neueren Zeit.

Da nun gerade dieser aus dem Priesterthum hervorgegangene Stand der Magier den Aberglauben in der Medicin mächtig gefördert und ihm zu einer ganz absonderlichen Höhe verholfen hat, so wollen wir an dieser Stelle uns noch ein wenig mit Magiern und Magie beschäftigen.

§ 3. Wie und wann **die Magie** aus ihrer morgenländischen Heimath nach dem Abendland verpflanzt worden ist, darüber ist ein sicheres Urtheil nicht zu fällen. Haben ja doch die Griechen ebenso wie alle antiken Völker (Lehmann, Seite 42) sowie wohl alle Nationen überhaupt ihren Gespenster- und Dämonenglauben, ihre Zauberei und Wahrsagerei. Aber trotzdem scheinen doch die alten Culturvölker des Orients, vornehmlich die Perser, magische Künste in besonderem Umfang gepflegt zu haben. Und dieser ausgebreitete Cultus der Magie dürfte jedenfalls aus dem Morgen- in das Abendland importirt worden sein. Wenigstens erzählt uns Plinius (XXX, Cap. 1, § 8), dass die Magie durch einen gewissen Osthanes, welcher den König Xerxes auf seinem Kriegszug nach Griechenland begleitet habe, nach Europa gebracht worden sei. Dieser Osthanes habe, so berichtet Plinius des Weiteren, überall wo er hingekommen sei, gleichsam den Samen dieser übernatürlichen Kunst (velut semina artis portentosae insparsit) ausgestreut und zwar mit solchem Erfolg, dass die griechischen Völker förmlich rasend nach dieser Kunst gewesen seien und dass hervorragende Männer persönlich die Länder des Orients bereist hätten, um dort gründlich die magischen Künste zu erlernen, so z. B. Pythagoras, Empedokles, Democritus, Plato. Ja von Democritus

Cap. III. Die Religion als Trägerin des medicinischen Aberglaubens.

heisst es sogar, dass er das Grab eines berühmten Magiers, des Dardanus in Phönicien, geöffnet habe, um dessen geheimnissvolle Schriften wieder an das Licht zu ziehen. Auch Alexander der Grosse scheint ein überzeugter Anhänger der Magie gewesen zu sein, wenigstens berichtet Plinius, dass er sich auf seinen Kriegszügen stets von einem berühmten Magier begleiten liess.

Einer ähnlichen Beliebtheit erfreuten sich die magischen Künste auch bei den Römern. Versuchte doch selbst Nero die Geheimnisse der Magie sich zu eigen zu machen, allerdings vergeblich (Plinius XXX, Cap. II, § 5 ff.). Im Lauf der letzten vorchristlichen und der ersten christlichen Jahrhunderte gewann dann die Magie dadurch noch einen besonderen Aufschwung, dass allerlei phantastisch-philosophische Systeme aufkamen, die den Glauben an überirdische Kräfte ungemein förderten und stützten. Und im Mittelalter erfuhr die Magie dann eine förmliche systematische Ausbildung. Doch werden wir auf diese Verhältnisse später noch eingehender zurückzukommen haben.

Unter römischer Herrschaft gewann die mit überirdischen Kräften arbeitende Krankenbehandlung einen ganz erstaunlichen Umfang. Der Glauben an die Magier war so allgemein verbreitet, dass selbst die Kaiser und die kaiserlichen Behörden demselben in ausgedehntestem Umfang ergeben waren. So liess sich z. B. Kaiser Hadrian (117—138 n. Chr.) von Wunderärzten behandeln und soll auch ein Buch über Theurgie geschrieben haben. Ja Suidas (62 Julianus) berichtet sogar, dass Hadrian gelegentlich einer schweren Pestepidemie zu Rom eines Chaldäers Sohn, Julian, habe rufen lassen, der dann auch durch seine Wundermacht sofort die Seuche gebannt habe. Unter dem Kaiser Antoninus Pius (138—161) wurden auf dem Forum officielle Reden gehalten, um das Volk auf die Wichtigkeit der Magier aufmerksam zu machen (Philostrat 43), und der Kaiser Marc Aurel berichtet sogar, dass ihm, als er einst in Cajeta weilte, die Götter im Traum die Mittel angegeben hätten, um ihn von seinem Bluthusten sowie von dem ihn plagenden Schwindel zu befreien (Marc Aurel, Lib. I, § 17, Seite 11).

Allein schliesslich scheinen es die Magier mit ihren Künsten denn doch zu arg getrieben und durch ihre Krankenbehandlungen die Menschheit zu arg gefährdet zu haben; und so entschlossen sich denn jetzt einzelne Kaiser zu einem schärferen Vorgehen gegen jene üblen Gesellen. Schon der Kaiser Septimius Severus

18 Cap. III. Die Religion als Trägerin des medicinischen Aberglaubens.

(193—211) hatte, obwohl er ursprünglich selbst der Magie ergeben gewesen war, gelegentlich seines Besuches in Aegypten alle Bücher, welche die Geheim-Wissenschaften lehrten, verboten (Aelius Spartianus, Hadrianus, Cap. 15, § 5, Seite 146). Und Kaiser Diocletian raffte sich dann zu einem energischen Schritt gegen den Unfug der magischen Krankenbehandlung auf, indem den Magiern nur erlaubt sein sollte, solche Künste zu treiben, welche dem Volke nicht nachtheilig sein könnten. Allein damit wurde den Magiern ebensowenig geschadet, wie auch der durch die magische Pfuscherei geplagten und gefährdeten Menschheit nicht im Mindesten genützt wurde. Auch die medicinische Wissenschaft hatte von dieser zwar recht gut gemeinten, aber vollkommen verfehlten Maassregel des Kaisers nicht den geringsten Vortheil. Denn die Zauberärzte trieben vor wie nach ihren Hokuspokus und verunstalteten unbekümmert den Arzneimittelschatz durch die unsinnigsten und ekelhaftesten Dinge. Mit dieser speciell medicinischen Thätigkeit der Magier müssen wir uns noch ein wenig näher beschäftigen.

§ 4. **Die medicinischen Leistungen der Magier.** Die Magier gingen bei Behandlung der Kranken ganz verschiedene Wege. Theils suchten sie, wie dies ja auch unsere modernen Kurpfuscher thun, durch Darreichung von Medicamenten den Anschein zu erwecken, als wären sie wirklich im Stande in rationeller Weise eine Krankenbehandlung zu leiten, theils beschränkten sie sich auf allerlei Zauberkram.

Was nun zuvörderst die medicamentöse Therapie der Magier anlangt, so nahm dieselbe eigentlich alle auf der Erde existirenden Dinge als Heilmittel in Anspruch. Je wunderlicher ein Ding war und je weniger es sich zu einem Heilmittel zu eignen schien, um so erwünschter war es dem heilbeflissenen Magier. Denn für diese Heilkünstler handelte es sich in erster Linie immer nur darum, mit ihren Curen möglichst grosses Aufsehen beim Publikum zu erregen. Und dies gelang am besten, wenn man als Heilmittel die auffallendsten Dinge gebrauchte. So benutzte man Gold, Silber, kostbare Steine, Perlen als Medicamente, weil das eben Sachen waren, die durch ihren Werth im allgemeinen Ansehen standen und deren medicinische Verwerthung daher Aufsehen erwecken musste. Aber ebenso gern verwendete man die ekelhaftesten Dinge zu Heilzwecken, denn auch hier musste ja doch die allgemeinste

Cap. III. Die Religion als Trägerin des medicinischen Aberglaubens. 19

Aufmerksamkeit erregt werden. Auf solche Weise gelangten Menschenkoth, Urin, Menstrualblut in den Arzneischatz. Auch das Grauen, welches Leichentheile beim nicht medicinisch gebildeten Theil des Publikums hervorzurufen pflegen, wurde von den Magiern als Reklame für ihre Curen ausgenutzt; so reichten diese Heilkünstler Pulver aus menschlichen Gebeinen den Leidenden.

Da nun aber das Auffallende und Ungewöhnliche bei der Menschheit sich allezeit einer besonderen Werthschätzung erfreut hat, so fanden natürlich auch die unglaublichen Heilmittel der Magier allerorten Gläubige in Hülle und Fülle. Und da gerade das dümmste Zeug, sofern es sich nur mit dem Schein des Wunderbaren zu drapiren versteht, das zäheste Leben besitzt, so gewann der Arzneischatz bald genug ein recht eigenartiges Aussehen. Bis in die neuere Zeit hinein hat sich die Medicin mit diesem Wust der sonderbarsten und ekelhaftesten Mittel schleppen müssen, welche ihr der nach Ungewöhnlichem und Wunderbarem lüsterne Sinn der Menschheit aufgezwungen hat.

Was nun schliesslich die Zauberkünste betrifft, mit denen die Magier ihre Krankenbehandlungen ausführten, so haben gerade diese eine erstaunliche Lebensfähigkeit bewiesen, denn selbst die moderne Zeit kennt dieselben noch, und ein gut Theil unseres Volkes schwört selbst heut noch unbedingt auf die heilkräftige Wirkung von allerlei Proceduren, die nachweislich der Zaubermedicin der Magier entstammen. Nur führen sie jetzt nicht mehr den Namen von magischer Zauberei, sondern sie heissen Curen mittelst Sympathie. Genau so wie nicht wenige der modernen, so glaubten auch die antiken Menschen, dass durch allerlei unverständliche mystische Handlungen geheime, sonst völlig unbekannte Kräfte veranlasst werden könnten, auf gewisse Krankheiten einen heilkräftigen Einfluss auszuüben. So entstanden die Besprechungen der Krankheiten, die z. B. zur Stillung von Blutungen im Mittelalter eine hervorragende Rolle spielten und bekanntlich auch in der modernen Zeit noch Gläubige genug finden.

Besonders wirksam glaubte man diese Zauberbehandlung gestalten zu können, wenn man die Beschwörungsformeln auf Papier, Gold, Edelsteine oder irgend eine andere Substanz schrieb oder eingrub und sothanes Ding dem Kranken um den Hals hing. So entsanden unzählige Talismane (vom arabischen tilsam, Zauberbild) und Amulete (vom arabischen hamalet, Anhängsel). Und die moderne Zeit hat sich dieser Producte des medicinischen Aberglaubens noch keineswegs entledigt. Wenn nun auch diese mystischen Handlungen mit den allerverschiedensten Mitteln operirten und ihre Variationen im vollsten Sinne des Wortes unzählbar sind, so kehren doch bestimmte Vorstellungen bei den verschiedensten Völkern immer wieder und haben selbst bis in die heutige Zeit sich zu erhalten verstanden. So spielt der Strick des Gehängten in der antiken Magie wie in der modernen Sympathie eine hervorragende Rolle; das nämliche gilt von den Sternschnuppen, vom Mond, von den Kreuzwegen, von gewissen Zahlen, wie 3, 7, 9 u. a. dgl. m. Es ist eine hochinteressante Thatsache, dass derartige durch ihre therapeutische Bedeutungslosigkeit wie ihren crassen Aberglauben bemerkenswerthe Vorstellungen eine nach Jahrhunderten messende Lebensfähigkeit bethätigen. Völker, Religionen, philosophische Systeme, politische Umwälzungen sind gekommen und wieder gegangen, aber die Lehre von der heilskräftigen Wirkung des Strickes des Gehängten, oder von der therapeutischen Bedeutung eines Kreuzweges u. s. w. sind geblieben. Der mystische Einfluss, den die 3, die 7 und die 9 und nun gar erst die fürchterliche 13 auf Leben und Gesundheit des Menschen ausüben, er spukt im Jahrhundert der naturwissenschaftlichen Aufklärung genau noch so in den Köpfen der Menge, wie er dies im Alterthum bereits gethan hat. Doch können wir uns mit den Gründen dieser interessanten Thatsachen hier nicht weiter befassen. Wer über diesen Punkt nähere Auskunft wünscht, den müssen wir auf die umfangreiche Litteratur über Aberglauben verweisen.

Uebrigens beherrschte der Glauben an magische Krankenheilungen die antiken Aerzte genau in demselben Maasse wie die Laien; und selbst die hervorragendsten Mediciner vermochten sich von demselben nicht zu befreien. Galen z. B., der doch den gesammten Umfang des antiken medicinischen Wissens beherrschte wie vor und nach ihm kein Anderer, bekannte sich ganz offen zu dem Glauben an die Wirksamkeit magisch-zauberischer Curen. Und was dabei ganz besonders auffällt: Galen war in diesem Punkt aus einem Saulus ein Paulus geworden. Er nahm sein Verdammungsurtheil, das er ursprünglich über die magische Krankenbehandlung gefällt hatte, später reumüthig wieder zurück. Man höre wie er sich in seinem Aufsatz über die ärztliche Behandlung bei Homer äusserte: „Manche glauben, dass die Zaubersprüche den Märchen der alten Weiber gleichen, wie auch ich es lange Zeit that. Ich bin aber mit der Zeit und durch ihre augenscheinlichen Wirkungen zu der Ueberzeugung gelangt, dass in ihnen Kräfte wohnen; denn ich habe ihren Nutzen bei Skorpionstichen kennen gelernt und ebenso auch bei Knochen, welche im Schlunde stecken geblieben waren und in Folge des Zauberspruches sofort wieder ausgehustet wurden. Viele Mittel sind in jeder Beziehung vortrefflich und die Zauberformeln erfüllen ihren Zweck." (Alexander von Tralles, Buch XI, Cap. 1, Band II, Seite 474.) Auch einer der hervorragendsten nachgalenischen Aerzte, Alexander von Tralles, bekennt sich unter Bezugnahme auf diese Aeusserung des Galen offen als Anhänger der Zaubercuren, indem er sagt: „Wenn der grosse Galen sowie noch viele andere Aerzte des Alterthums dies (nämlich die Wirksamkeit von magischen Krankenbehandlungen) bezeugen, warum sollten wir Euch nicht das, was wir aus eigener Erfahrung kennen gelernt und von glaubwürdigen Freunden gehört haben, hier mittheilen (Alex. v. Tralles, Buch XI, Cap. 1, Seite 474)? Dementsprechend wimmeln seine Βιβλία ἰατρικά von Aufzählungen der verschiedensten Zaubercuren.

Wenn nun aber schon die Classiker der antiken Medicin sich der Heilkunst der Magier so entgegenkommend bewiesen haben, wie mag es da erst in den Köpfen des antiken Durchschnittsmediciners ausgesehen haben. Kann man sich da wundern, wenn Jung und Alt, Hoch und Niedrig ohne Unterschied blinde Anhänger der Zaubermedicin waren? So bietet denn die medicinische Litteratur des letzten vorchristlichen Jahrhunderts und besonders die der nachchristlichen Jahrhunderte bis tief in das Mittelalter hinein eine wahre Sammelstätte von Zauberformeln und allerlei sonstigem Hocuspocus. Dies gilt z. B. von der in Hexametern geschriebenen Materia medica des Quintus Serenus Samonicus. Allerdings hatte der magische Beigeschmack dieses Werkes für den Verfasser recht peinliche Folgen. Denn der Kaiser Caracalla liess den armen Schriftsteller hinrichten (Ael. Spartian., Caracalla Cap. 4 § 4), und man sagt, nur weil er es gewagt hatte, in seinem Werke als Mittel gegen Wechselfieber das Tragen von Amuleten anzurathen, eine medicinische Maassnahme, welche der Kaiser selbst verboten hatte.

Auch das Werk des im 4. Jahrhundert lebenden Sextus Placitus Papyriensis, welches die aus dem Thierreich stammenden Arzneimittel behandelt, ist reichlichst mit allerlei magischen Krimskrams durchsetzt.

Aber einen schier unerschöpflichen Schatz an medicinischen Zauberformeln enthält das Werk eines Laien, des Marcellus

22 Cap. III. Die Religion als Trägerin des medicinischen Aberglaubens.

Empiricus. Besagter Marcellus nun, der unter den Kaisern Theodosius I und II Minister des Aeusseren gewesen war, hat einen dicken Folianten über die Medicamente geschrieben. Diese für einen Staatsminister nach unseren Begriffen doch gewiss recht eigenartige schriftstellerische Leistung hatte für das 5. Jahrhundert durchaus nichts Auffälliges. Denn die Beschäftigung mit medicinischen Dingen gehörte um jene Zeit in Laienkreisen, wenn man so sagen will, zum guten Ton. Hielten es doch selbst Prälaten und Bischöfe nicht für ihrer unwürdig, mit allerlei medicinischen Fragen sich zu beschäftigen und medicinisch-naturwissenschaftliche Werke zu schreiben. So liessen denn auch den guten Marcellus die medicinischen Lorbeeren nicht ruhen, und er entzog seinen Regierungsgeschäften so viel Zeit, dass er eine Materia medica von 36 schier nimmer enden wollenden Capiteln zusammenschrieb. Wenn aber die staatsmännische Begabung des Marcellus auf derselben Höhe gestanden haben sollte, wie seine medicinische Schriftstellerei, so werden die beiden Theodosius kein sonderliches Vergnügen über ihren Minister verspürt haben. Die medicinische Schreiberei desselben ist nämlich nichts wie eine werthlose Compilation. Kritiklos schreibt Marcellus nicht bloss aus den verschiedensten medicinischen Autoren ab, sondern er ist auch eifrig bedacht, all' den magischen Unsinn der antiken Zeit zu sammeln. Er scheint sogar bestrebt gewesen zu sein, direct aus den Mund des Volkes all' den Zauber-Hokuspokus zu erhalten, denn er sagt dass er „ab agrestibus et plebejis" die Heilmittel erkundet habe. Demzufolge ist für den Arzt sein Werk ebenso werthlos und abgeschmackt wie es für den Historiker, speciell den Culturhistoriker, von grossem Werthe ist.

Hören wir nun einige Proben dieser Zaubermedicin der Magier:

Mittel gegen Warzen und Hühneraugen. (Plinius, Liber XXVIII, Cap. IV, Sect. 12, pag. 268.) Man lege sich nach dem 20. Mondtage an einer Grenzscheide auf den Rücken, strecke die Hände über den Kopf hin aus. Mit dem, was man bei diesem Beginnen ergreift, reibe man die Warzen und dieselben werden verschwinden.

Wer sich, während er eine Sternschnuppe sieht, schnell die Hühneraugen abbindet und dann alsbald ein wenig Essig auf eine Thürangel giesst, verliert sicher die Hühneraugen.

Mittel gegen Kopfweh. (Plinius ebendaselbst.) Man binde den Strick eines Gehängten um die Stirn.

Mittel gegen Leibschmerzen. (Priscian, Arzt des 4. Jahrhunderts, Lib. I, Cap. 14, und Sprengel, Band II, Seite 248.) Leidet Jemand an Kolikschmerzen, so setze er sich auf einen Stuhl und sage für sich: Per te diacholon, diacholon, diacholon. Wer einen Kolikanfall hat, der nehme Koth eines Wolfes, welcher wenn möglich kleine Knochenreste enthalten muss, schliesse ihn in eine kleine Röhre und trage dieses Amulet am rechten Arm, Schenkel oder Hüfte. (Alexander von Tralles, Lib. VIII, Cap. 2, Seite 374.)

Man nehme einer lebenden Lerche das Herz heraus und trage dasselbe als Amulet am linken Schenkel. (Alexander von Tralles, ebendaselbst.)

Mittel gegen Epilepsie. (Angegeben von dem Arzt Moschion Diorthotes. Alexander von Tralles, Lib. 1, Cap. 15, Seite 570.) Die Stirn eines Esels wird auf die Haut des Kranken gebunden und getragen.

Man soll Isis, Päonien und Nachtschatten bei abnehmendem Mond pflücken, in Leinwand packen und als Amulet tragen. (Angegeben von dem Magier Osthanes. Alexander von Tralles, Lib. I, Cap. 15, Seite 566.)

Man soll einen Nagel von einem Kreuz nehmen und ihn den Kranken um den Arm hängen. (Angegeben von einem Arzt des 2. nachchristlichen Jahrhunderts Namens Archigenes. Alexander von Tralles, Lib. I, Cap. 15, Seite 566.)

Man trage einen blaugrauschimmernden Jaspis am Finger. (Angegeben von Dioskorides, Lib. V, 159.)

Mittel gegen Podagra. (Alexander von Tralles, Lib. XII, Seite 582.) Man nehme ein goldnes Blatt und schreibe bei abnehmendem Mond darauf: „Mei, threu, mor, for, teux, za, zon, the, lu, chri, ge, ze, on. Wie die Sonne in diesem Namen fest wird und sich täglich erneuert, so macht auch dieses Gebilde fest, wie es früher war, schnell, schnell, rasch, rasch. Denn siehe! Ich nenne den grossen Namen, in welchem das wieder fest wird, was dem Tode geweiht war: Jaz, azyf, zyon, threux, bain, chook. Macht dieses Gebilde fest, wie es dereinst war, schnell, schnell, rasch, rasch." Dieses Schriftstück werde alsdann mit den Sehnen eines Kranichs umwickelt in eine Kapsel eingeschlossen und vom Kranken an einer Ferse getragen.

Mittel gegen Augenerkrankungen. (Angegeben von Sextus Placitus Papyriensis. Magnus, Augenheilkunde der Alten,

Seite 597.) Ist das rechte Auge an Glaucom erkrankt, so reibe man dasselbe mit dem rechten Auge eines Wolfes, und ebenso das linke mit dem linken Wolfsauge.

Bei Lichtscheu soll als Amulet das Auge getragen werden, das man einem lebenden Krebs entnommen hat. (Quintus Serenus Samonicus. Magnus, Augenheilkunde der Alten, Seite 595.)

Bei Augenschmerzen soll man einer am Jupitertag bei abnehmendem Mond im Monat September gefangenen grünen Eidechse mit einer kupfernen Nadel die Augen ausstechen. Dieselben werden in einer goldenen Kapsel als Amulet am Hals getragen. (Marcellus Empiricus. Magnus, Augenheilkunde der Alten, Seite 602.)

Die vorstehenden Beispiele werden gewiss genügen, um dem Leser ein Bild zu entwerfen von der Zaubermedicin der Magier. Zugleich werden sie aber auch die weitgehende Aehnlichkeit erweisen, welche diese antiken magischen Curen mit den sympathetischen Curen unseres heutigen Volkes besitzen.

§ 5. **Die antike Medicin und die Magie.** Wie ist es nun aber möglich, dass die antiken Aerzte und selbst die erleuchtesten Köpfe unter denselben einen so crassen medicinischen Aberglauben, wie ihn uns die vorstehenden Beispiele enthüllt haben, nicht bloss dulden, sondern ihn auch noch gläubig in ihre Werke aufnehmen konnten? Allein so unfassbar diese Thatsache auch für die moderne Aerztewelt sein mag, so wird sie doch verständlich, sobald wir uns des Zustandes der antiken Medicin sowie des antiken ärztlichen Standes erinnern.

Zuvörderst ging die antike Heilkunst einen erheblich anderen erkenntniss-theoretischen Weg als wie die Medicin unserer Tage. Sowohl die antiken Naturwissenschaften (man vergl. auch Cap. V dieser Arbeit) als auch die antike Medicin gewannen ihre wissenschaftlichen Anschauungen ausschliesslich auf deductivem Wege, d. h. also, sie leiteten aus allgemeinen Voraussetzungen die Einzelerscheinungen ab, oder vielmehr sie construirten auf Grund irgendeiner allgemeinen Voraussetzung die naturwissenschaftlich-medicinischen Folgen, welche die fragliche allgemeine Voraussetzung haben müsste. Ist schon dieser Versuch, zu einem Einblick in naturwissenschaftliche Vorgänge zu gelangen, höchst bedenklich, so wird er noch fragwürdiger durch die Art und Weise, wie man zu den allgemeinen Voraussetzungen gelangte. Zunächst waren diese allgemeinen Voraussetzungen insgesammt hypothetischer Natur. Nun, dagegen wäre ja principiell Nichts einzuwenden. Vermögen doch selbst die modernen Naturwissenschaften und Medicin, trotzdem ihre Forschungsmethoden in erkenntniss-theoretischer Hinsicht kaum noch einen wesentlichen Einwand gestatten, nicht ohne Hypothese auszukommen. Aber Hypothese ist nicht Hypothese. Es giebt bekanntlich Hypothesen, welche selbst in den Augen der gewissenhaftesten Forscher derjenigen Erkenntniss nicht viel nachgeben, welche durch Versuch und Beobachtung gewonnen wurde; während wieder andere Hypothesen gar deutlich den Stempel der Unzulänglichkeit und des Nothbehelfes zur Schau tragen. Die Glaubwürdigkeit und der heuristische Werth einer Hypothese hängt eben von der Beschaffenheit des erkenntnisstheoretischen Processes ab, mittelst dessen sie gewonnen wurde. Ist dieser erkenntniss-theoretische Process ein solcher gewesen, wie ihn die naturwissenschaftliche Forschung nun einmal durchaus verlangen muss, so ist die so aufgebaute Hypothese wohl berechtigt, den noch fehlenden Einblick in das Wesen der betreffenden Erscheinungen zu ersetzen. Das kann die Hypothese aber nur dann leisten, wenn sie erst in dem Augenblick einsetzt, wo, trotzdem gewissenhaft und ohne logische Seitensprünge Beobachtung an Beobachtung, Versuch an Versuch gereiht worden sind, der volle Einblick in die Natur der Erscheinungen doch ausbleibt. In einem solchen Fall mag die Hypothese das als wirklich erbracht ansehen, was die fortgesetzt logisch vorgehende Beobachtung und der systematisch vorgenommene Versuch erbringen sollten, aber nicht erbracht haben. Diese inductive Hypothese ist es allein, welcher in der Medicin ein Platz eingeräumt werden darf. Aber von einer inductiven Hypothese konnte natürlich bei den Alten noch gar keine Rede sein, da ihnen ja die inductive Forschungsmethode überhaupt noch völlig unbekannt war. Der Weg, auf dem die antike Medicin meist ihre Hypothesen suchte, war der Analogie-Schluss. Jede auch noch so oberflächliche Aehnlichkeit zweier Erscheinungen genügte dem antiken Naturforscher, um die gleichartige Bethätigung dieser Erscheinungen auf allen möglichen Gebieten als sicher und erwiesen anzunehmen. Und auf Grund eines so unsicheren und noch dazu der Willkür des Beobachters vollkommen anheimgegebenen Schlussverfahrens baute nun der antike Forscher die kühnste Hypothese. So ist z. B die Atomistik des Leucipp und Demokrit eine auf dem Boden des Analogie-Schlusses stehende

Cap. III. Die Religion als Trägerin des medicinischen Aberglaubens.

Hypothese. Die im Sonnenstrahl spielenden Staubtheilchen führten jene beiden antiken Forscher auf die Vorstellung, dass, ähnlich wie die kleinen Staubkörperchen in der Luft, so überhaupt im gesammten Weltall die Grundbestandtheile alles Seienden kleine Partikelchen seien. (Lucrez, Buch 2, Vers 113 ff.)

Epikur scheint zu seiner Lichthypothese — nach der bekanntlich das Sehen durch zarte, aber durchaus gegenständliche Bildchen erzeugt werden sollte, die sich von der Oberfläche der Körper in fortwährendem Strom ablösten — durch die Thatsache geführt worden zu sein, dass manche Thiere, z. B. die Schlangen, ihre Oberhaut abstreiften. Auch eines der wichtigsten Geschehnisse der Medicin, der Aufbau der Humoralpathologie, ist mit Hülfe des Analogie-Schlusses und des deductiven Verfahrens in's Werk gesetzt worden.

Diese erkenntniss-theoretischen Gleise nun, in denen sich die antike Medicin bewegte, mussten — und das ist der Punkt, auf welchen es hier vornehmlich ankommt — auf die ärztliche Kritik einen bestimmenden Einfluss ausüben. Denn die medicin-naturwissenschaftliche Kritik kann sich ja doch nur im engsten Anschluss an den jeweiligen Zustand der betreffenden Wissenschaften bethätigen; ist sie ja schliesslich doch nichts wie ein Niederschlag aus jenem. So mussten denn die antiken Aerzte der Zaubermedicin gegenüber einen ganz anderen Standpunkt einnehmen, wie wir Modernen, in der Schule des inductiven Verfahrens Erzogenen. Das Wahrscheinlich und Aehnlich, das Vielleicht und Möglich, mit welchem die deductive, mit dem Analogie-Schluss in engster Fühlung stehende Medicin operirte, musste naturgemäss auch in der Kritik zum Ausdruck kommen, und deshalb vermochte der antike Arzt auch da nichts Anstössiges oder Wunderbares zu erblicken, wo der College von Heut nur Unsinn und Aberglaube zu finden vermag.

Nach dem Gesagten haben wir also auch nicht die geringste Berechtigung, unserer Missbilligung darüber Ausdruck zu geben, dass Galen und Alexander von Tralles an Zaubermedicin geglaubt und sich derselben in ihrer Praxis bedient haben. Wie kein Mensch aus seiner Haut kann, so kann er auch nicht aus dem Gedankengang seiner Zeit. Das konnten eben die antiken Aerzte auch nicht, und deshalb mussten sie Gläubige der Zaubermedicin sein.

Aber noch einen zweiten Punkt giebt es, welcher die uns so auffallend erscheinende Stellung der antiken Aerzte zur Zauber-

Cap. III. Die Religion als Trägerin des medicinischen Aberglaubens.

medicin der Magier erklärlich erscheinen lässt, und das ist die Thatsache, dass die Begriffe des Wunders und der Zauberei in der antiken Welt wesentlich andere waren, als sie dies jetzt sind. Seit den frühesten Zeiten ist der Glaube an Geister und überirdische Wesen, welche in alle irdischen Dinge sich mischen und den Menschen in der verschiedensten Weise, bald im Guten, bald im Bösen ihren Einfluss merken lassen, ein so weit verbreiteter, dass er uns in allen Perioden des klassischen Alterthums entgegentritt. Selbst in die Systeme der hervorragendsten antiken Philosophen hatte dieser Dämonenglaube Eingang gefunden. Wenn aber die Welt voller Dämonen war, dann musste man natürlich auch erwarten, dass sich deren Schaffensfreudigkeit nun auch allerorten äussern werde. Der antike Mensch musste deshalb zu jeder Zeit darauf gefasst sein, Erscheinungen zu erleben, welche aus dem hergebrachten Rahmen der irdischen Geschehnisse mehr oder weniger heraustraten. Und darum konnte es für ihn Wunder eigentlich gar nicht geben. Der Begriff des Wunders konnte ja erst dann in seinem ganzen modernen Umfang ausgestaltet werden, als man sich anschickte, in dem Verlauf aller Naturerscheinungen nur den Ausdruck unabänderlicher, auch nicht die kleinste Abweichung gestattender ewiger Gesetze zu erblicken. Diese Auffassung erfuhr nun aber erst unverhältnissmässig spät eine weitere Verbreitung; so galt es z. B. noch in den spätesten Perioden des Mittelalters und in den Anfängen der neueren Zeit für ganz selbstverständlich, dass der göttliche Einfluss jeder Zeit eine Abänderung in dem Ablauf der Körperfunctionen bedingen könne und auch bedinge. Ja selbst in der heutigen Zeit giebt es noch erstaunlich viele Menschen, welche solches glauben und für welche deshalb der Begriff des Wunders, speciell der Wunderheilung, auch heute noch etwa auf der Stufe steht, auf welcher er bei Galen und Alexander von Tralles gestanden hatte.

Wir sehen also, die antiken Aerzte machten sich durchaus keines Vergehens gegen den Bildungsstand ihrer Zeit schuldig, wenn sie an die Möglichkeit ganz absonderlicher, aus dem sonst üblichen Rahmen der Krankenbehandlung völlig heraustretender Krankenheilungen glaubten und demgemäss auch derartigen Methoden das Wort redeten. Uebrigens bewegte sich dieser Glaube an Wundermedicinen seitens der antiken Aerzte doch immer in gewissen Grenzen. Man hielt wohl an der Vorstellung fest, dass dieses oder jenes Zaubermittel oder diese oder jene magische

Handlung einen Einfluss auf die Krankheit ausüben könne, aber man liess sich durch solch' einen Glauben nicht dazu verleiten, irgend eine medicinische Maassnahme, besonders solche chirurgischer oder gynäkologischer Natur, zu unterlassen. Im Gegentheil! Die verständigen antiken Aerzte hielten streng darauf, dass das Handeln des Wund- und Frauenarztes durch keinerlei metaphysische Rücksichten gebunden werde; so verlangt z. B. Soranus ganz energisch, dass die Hebamme „ἀδεισιδαίμων", d. h. „ohne Furcht vor einem Dämon", d. h. also nicht abergläubisch sei und sich nicht etwa aus irgend einem derartigen Grunde von heilbringenden Eingriffen abhalten lasse.

Der Stand der Magier tritt zwar dank den Verfolgungen, die er unter den christlichen Kaisern Valens, Valentinian und Theodosius zu erleiden hatte, unter der Herrschaft des Christenthums erheblich in den Hintergrund, aber die Ideen, auf denen er sich im Alterthum aufgebaut hatte, blieben bestehen. Ja im Mittelalter erfuhren diese Ideen sogar eine gewisse systematische Bearbeitung; denn man unterschied nunmehr eine höhere und niedere oder eine weisse und schwarze Magie. Die weisse Magie beschäftigte sich mit den guten, die schwarze mit den bösen Geistern. Deshalb hiessen denn auch jene Zauberkünstler, die ihr Wesen mit Hülfe des Teufels trieben und die auch in der Medicin den Beistand des Teufels anriefen, „Schwarzkünstler". Nur verquickt sich die Magie jetzt mit gewissen philosophischen Speculationen sowie mit christlich-dogmatischen Bestandtheilen. Die Formen, welche die Zaubermedicin dabei annahm, sind so eigenartige, bewegen sich so sehr auf dem Grenzgebiet zwischen Philosophie und Religion, dass man eigentlich nicht so recht weiss, ob man sie jener oder dieser auf das Conto setzen soll. Da aber ihre Grundelemente schliesslich doch von der Philosophie geliefert worden sind, so wollen wir uns erst in Capitel IV mit ihnen eingehender beschäftigen, um uns dafür jetzt einer anderen Form des medicinischen Aberglaubens zuzuwenden, welche ausschliesslich aus religiösem Element hervorgegangen ist, nämlich dem Tempelschlaf.

§ 6. Der **Tempelschlaf** war in jener Zeit der griechischen Cultur, die noch völlig unter dem Bann des Theismus stand, d. h. also mindestens 2—3 Jahrhunderte vor der *hippokratischen* Zeit, ein voll berechtigter Factor der Heilkunst. Ja er muss sogar als das Zeichen eines durch Tiefe und Innigkeit der Empfindung

Cap. III. Die Religion als Trägerin des medicinischen Aberglaubens.

sich ganz besonders auszeichnenden Glaubens gelten, allerdings eines naiv-kindlichen Glaubens. Aber als Zeichen eines solchen ist er geradezu rührend. Zu dieser Zeit ist noch kein Zug von Aberglauben an ihm zu finden. Er ist noch der reine und unverfälschte Ausdruck der allgemein herrschenden Auffassung, dass in allen Krankheitsfällen menschliche Kunst vergebens und nur Hülfe bei den Göttern zu finden sei, jenen Göttern, die alle irdischen Erscheinungen bis in die kleinsten Einzelheiten hinein ordnen und auch selbst ausführen. Man vergl. darüber Capitel 2, Seite 7. Zum Aberglauben wurde der Tempelschlaf erst, als die Medicin zu der Erkenntniss gelangt war, dass die Krankheitserscheinungen nicht Producte des Eingreifens einer ausserirdischen Macht in die Functionen des Körpers, sondern dass sie Störungen des Körperlebens seien, hervorgerufen durch ausschliesslich irdische Factoren. Von diesem Standpunkt aus, den das Corpus Hippocraticum zuerst in vollster Reinheit vertritt, hätte der Tempelschlaf unbedingt aus der Heilkunst verschwinden müssen. Da dies nun aber nicht geschah, so musste er zu einem abergläubischen Gaukelspiel herabsinken. Und die Hauptschuld an diesem betrübenden Geschehniss trifft wesentlich die Priester. Gerade sie hätten die sich noch immer in naivkindlicher Frömmigkeit in die Tempel drängenden Kranken auf die richtigen Wege verweisen müssen. Weil sie dies nicht thaten, vielmehr mit allen Mitteln bestrebt waren, die Menge in ihrem alten Glauben an die praktische Ausübung der Heilkunst durch Götter zu erhalten, machten sie sich zu Trägern des Aberglaubens. Diese Rolle aber spielten viele Jahrhunderte hindurch die nichtchristlichen wie die christlichen Priester mit dem gleichen Geschick und der gleichen Ausdauer, wie dies gerade die Geschichte des Tempelschlafes uns auf den folgenden Zeilen zeigen wird.

Bereits zu den Zeiten des grossen Hippokrates, also im 6. vorchristlichen Jahrhundert, war der Glaube an die Wirksamkeit des Tempelschlafes gründlichst erschüttert. Schon der lachende Philosoph des Griechenthums, der allezeit spottbeflissene Zeitgenosse des Hippokrates, Aristophanes, geisselt im II. Act Vers 654 bis 750 seines Lustspieles Πλοῦτος die Art und Weise, in welcher der Tempelschlaf gehandhabt wurde. Hören wir, wie der Dichter die Vorgänge im Tempel schildert.

Der Gott Asklepios erscheint in eigenster Person und in Begleitung seiner Tochter Panakeia im Tempel, um die daselbst versammelten Kranken einer Besichtigung zu unterziehen. Der Erste,

Cap. III. Die Religion als Trägerin des medicinischen Aberglaubens.

auf den er da stösst, ist ein armer Teufel Neokleides, der triefäugig von dem Gott Heilung erhoffte. Diesem pinselte der heilkundige Asklepios alsbald ein Mittel auf die umgestülpten Lider, welches so schmerzt, dass dem Armen wohl das Wiederkommen vergangen sein wird.

Der zweite Kranke, auf den der Gott trifft, ist der blinde Gott Πλοῦτος, also der Reichthum in höchst eigenster Person. Hier ist nun das Benehmen des Asklepios ein ganz anderes, als dem armen Schlucker Neokleides gegenüber. Jetzt betastet er den Kopf des Kranken höchst sorgsam, langt dann ein Leinentüchlein hervor und tupft vorsichtig die Lider ab. Dann ruft er seine Tochter Panakeia herbei, und diese umwindet das Haupt des blinden Reichthums mit einem rothen Tuch. Nun pfeift Asklepios und zwei gewaltige Schlangen erscheinen, schlüpfen unter das Purpurtuch, um dem Kranken die Augen zu lecken. Und in kürzester Zeit hat Gott Reichthum sein Augenlicht wieder.

Diese Geschichte ist fürwahr eine blutige Satyre auf die Zustände, die schon im 6. vorchristlichen Jahrhundert in den griechischen Tempeln geherrscht haben müssen. Allein trotz alledem kam den Kranken der Glauben an die wunderbare Heilkraft des Tempelschlafes noch lange nicht abhanden, und die Priester waren auch unermüdlich bestrebt, durch allerlei mysteriöse Geschichten den etwa wankend werdenden Glauben an den Tempelschlaf immer wieder auf's Neue zu stärken. Welcher Art diese von der Priesterschaft ersonnenen Wunderberichte waren, zeigt die 6. der im Asklepios-Heiligthum zu Epidaurus gefundenen marmornen Weihetafeln. Auf diesen Weihetafeln pflegten die Priester Berichte über die in ihrem Heiligthum vorgekommenen Krankheitsheilungen niederzuschreiben zu Nutz und Frommen der Tempelbesucher und zu noch grösserem Nutzen der medicinischen Geschichtsforscher; aber wahrscheinlich leitete die heilbeflissene Priesterschaar bei diesen ihren medicinisch-literarischen Versuchen nur die stille Hoffnung, durch solcherlei wundersame Mittheilungen den Zulauf der Kranken recht ergiebig zu gestalten. Besagte 6. Tafel — dieselbe mag etwa aus dem dritten vorchristlichen Jahrhundert stammen — erzählt uns nun, dass ein blinder Mann mit Namen Hermon, gebürtig aus Thasos, durch Schlaf im epidaurischen Asklepiostempel das Augenlicht wieder erlangt habe. Erwähnter Hermon scheint nun aber ein schofler Gesell gewesen zu sein, denn er verschwand ohne seiner Erkenntlichkeit in klingender Münze geziemend

Ausdruck gegeben zu haben. Eine solche Undankbarkeit ärgerte mit Recht den Gott gar sehr, und kurzer Hand machte er den Undankbaren wieder blind. Es bedurfte erst eines neuen Tempelschlafes, ehe der Gott sich wieder hülfsbereit finden liess. Ein wie hohes Honorar jetzt von dem zwei Mal der Nacht der Blindheit entrissenen Hermon gezahlt worden sein mag, davon sagt unsere Tafel nichts. Ist aber auch gar nicht nöthig. Die Wundermähr wird auch ohne Preisangabe schon hinreichend auf die Gemüther, selbst auch der sparsamsten Kranken, gewirkt haben.

Trotzdem also schon im 6. vorchristlichen Jahrhundert die Aufgeklärten unter den Griechen sehr wohl wussten, was es mit dem Tempelschlaf für eine Bewandtniss habe, so gab die antike Welt denselben doch niemals ganz auf. Selbst in den späteren Zeiten des Alterthums begegnen wir demselben wieder. So erzählen z. B. Sueton und andere antike Schriftsteller, dass an den in Alexandrien weilenden Kaiser Vespasian eines Tages zwei Kranke, ein Blinder und ein Lahmer, herangetreten seien mit der Bitte, dem Einen in die Augen spucken und dem Anderen die gelähmten Glieder streichen zu wollen; denn durch Tempelschlaf sei ihnen die Mittheilung gekommen, dass sie gesunden könnten, so nur der Kaiser sich zu den genannten Manipulationen herablassen wollte. Aber Vespasian war ein aufgeklärter Herrscher, der trotz seiner kaiserlichen Würde zu den medicinischen Eigenschaften seines Speichels und seiner Hände nicht so rechtes Vertrauen hatte, denn er wies die beiden Bittsteller ohne Weiteres ab. Darob fuhr unter die Serapispriester und die Höflinge grosser Schrecken, denn sie hatten die ganze Sache offenbar nur in majorem Vespasiani gloriam ausgeklügelt. Man bestürmte den Kaiser also mit inständigen Bitten, doch den Unglücklichen helfen zu wollen, aber derselbe blieb auf seinem abweisenden Standpunkt. Er mochte wohl, und das mit Recht, eine Minderung seiner Autorität fürchten, falls die kaiserlich-medicinischen Qualitäten sich den Krankheiten gegenüber als unzulänglich erweisen sollten. Erst als die Priester feierlichst sich für die Wahrheitsliebe des traumspendenden Gottes Serapis verbürgt und ein Misslingen der kaiserlichen Cur für unmöglich erklärt hatten, liess Vespasian seinen spröden Sinn erweichen. Jetzt spuckte er und rieb die lahmen Glieder, und der Blinde sah und der Gichtbrüchige zog vergnügt seine Strasse.

§ 7. **Der Kirchenschlaf.** Als nun die antiken Religionen gestorben waren und die Welt dem Christenthum als Erbe überlassen hatten, da war etwa der Tempelschlaf nicht mitgestorben. Im Gegentheil! Es dauerte kaum 3—4 Jahrhunderte, da erfreute er sich auch wieder der Gunst der Christenpriester. Und der Gebrauch, den man jetzt von ihm machte, dürfte kaum hinter der Beliebtheit zurückbleiben, deren er sich 1000 Jahre früher in der altgriechischen Welt erfreut hatte. Hören wir einige Beispiele. Die ersten vier der folgenden Geschichten stammen aus den Werken Gregors von Tours. Wer diese nicht zur Hand hat oder das recht mässige Latein derselben fürchtet, lese in dem interessanten Werke von Bernoulli, Seite 296, 297, 298, 313 oder bei Krusch.

Mummolus, der als Gesandter des Königs Theudebert zu Kaiser Justinian (527—565) ging, wurde viel von Blasensteinbeschwerden gequält und hatte auch auf dieser Gesandtschaftsreise einen derartigen Krankheitsanfall. Es musste schlimm um den armen Mummolus gestanden haben, denn er machte schleunigst sein Testament. Aber da erhielt er den Rath, doch eine Nacht schlafend in der Andreaskirche zu Patras zuzubringen, denn dort vollziehe der heilige Andreas viele wunderbare Krankenheilungen. Gesagt, gethan. Der von Schmerz und Fieber arg gepeinigte und am Leben verzweifelnde Mummolus liess sich auf die Steinfliessen des Heiligthums betten und erwartete allda, was sich weiter begeben sollte. Plötzlich um Mitternacht erwachte der Kranke unter heftigem Harndrang und entleerte alsbald auf natürlichem Wege einen Stein, wie uns der heilige Gregor versichert, der so gross war, dass er, mit grossem Geklirr in das Uringlas fiel. Von Stund an war Mummolus gesund und munter und trat vergnügt die Heimreise an.

Ein Weib Fedamia in Brioude, der Hauptstadt des heutigen Departement Haute-Loire, war seit Jahren gelähmt. Da sie ausserdem mittellos war, so brachten sie ihre Verwandten in die Kirche des St. Julian, die in Brioude grossen Rufes genoss, auf dass sie dort, wenn sie nun gerade nicht gesunde, so doch wenigstens durch Kirchenbettel etwas verdiene. Achtzehn Jahre hatte sie diese Beschäftigung getrieben, als ihr in einer Sonntagsnacht, während sie in dem an die Kirche stossenden Säulengang schlief, ein Mann erschien, sie an der Hand fasste und an das Grab des heiligen Julian führte. Dort angelangt, betete sie inbrünstig und dabei fühlte sie, wie eine förmliche Kettenlast ihr von den Gliedern fiel. Das Alles hatte sich nun zwar nur im Traum ereignet; doch als die Kranke erwachte, war sie gesund und konnte zum Staunen des versammelten Volkes laut betend an das Grab des Heiligen gehen.

Ein taubstummer und blinder Mann Namens Amagildus versuchte auch den Schlaf in der Kirche des heiligen Julian zu Briaude. Aber besagter Heiliger scheint den Wünschen der Kranken des Oefteren nicht recht zugänglich gewesen sein. Allerdings brauchte Amagildus nicht 18 Jahr in der Basilika zuzubringen, wie die Fedamia der vorigen Erzählung, aber immerhin musste er ein volles Jahr in der Säulenhalle vor dem Tempel schlafen, ehe ihn die Heilkraft des heiligen Märtyrers von seinen Leiden befreite.

Veranus, der Sklave eines Gregor unterstellten Geistlichen, wurde von der Gicht so stark befallen, dass er ein volles Jahr jeder Bewegungsfähigkeit beraubt wurde. Da gelobte sein Herr, den kranken Sklaven dem Priesterstande zuzuführen, sofern ihn der heilige Martin heilen wollte. Behufs dieser Heilung wurde der Sklave nun in die Kirche gebracht und dort dem Heiligen zu Füssen gebettet. Da lag nun der arme Schelm fünf lange Tage, und der heilige Martin schien seiner ganz zu vergessen. Endlich am sechsten Tage erschien dem Kranken ein Mann, der ihm den Fuss streckte. Erschreckt fuhr der Sklave in die Höhe und siehe da, er war gesund. Und noch manches Jahr diente er als Geistlicher dem heiligen Martin.

Die wunderbarste Heilung widerfuhr aber doch dem deutschen Kaiser Heinrich II., dem Heiligen (1002—1024). Dieser, dem Bayernstamm entsprossene Kaiser litt viel an Blasensteinen und nahm deshalb zu dem italienischen Kloster Monte Cassino seine Zuflucht, sintemalen besagtes Kloster in jener Zeit sich eines ganz ausserordentlichen medicinischen Rufes erfreute und das wirklich mit vollstem Recht. Ob nun die in der Heilkunst doch sonst so erfahrenen Mönche von Monte Cassino einem Kaiser gegenüber ihrer medicinischen Fähigkeit nicht so recht trauten oder ob sonst irgend welche anderen Gründe sie bestimmen mochten, kurzum, sie entzogen den kaiserlichen Kranken der irdischen Medicin und überantworteten ihn der Fürsorge des Himmels, speciell der Theilnahme des heiligen Benedict. Und dieser Heilige entsprach auch durchaus dem auf ihn gesetzten Vertrauen. Denn während einer Incubation erschien er dem Kaiser in höchst eigenhändiger Person, nahm mit seinen heiligen Händen selbst die Operation vor und nachdem er dem schlafenden Kaiser den aus der Blase entfernten Stein in die Hand gedrückt, zog er sich wieder in den Himmel zurück. Doch sorgte er von seiner himmlischen Residenz aus für prompte Heilung der Operationswunde. Und das war von dem heiligen Benedict doch gewiss sehr brav; wie er sich denn überhaupt in dem ganzen Fall sehr passend und lobenswerth benommen hat. Denn ist es nicht viel würdiger, dass die kaiserliche Blase durch die Hände eines Heiligen als durch sterbliche Hände ihres unheimlichen Gastes, des Steines, ledig wurde? Mochten die sterblichen Hände auch die der frommen und heilgewandten Mönche von Monte Cassino sein. (Man vergl. über dieses interessante Geschehniss Leibnitz, Script. Brunsvic, Vol. I, pag. 525, und Sprengel, Band II, Seite 491.)

Die Form, in welcher uns in den vorstehenden Geschichten der christliche Tempelschlaf entgegentritt, gleicht der in den griechischen Tempeln geübten wie ein Ei dem anderen. Höchstens unterscheidet sie die Thatsache, dass die griechischen Götter meist schon in einer im Tempel verbrachten Nacht dem Kranken zu Hülfe eilten, während die christlichen Heiligen oft Jahre vergehen liessen, ehe der nach Hülfe schreiende Kranke einen Erfolg zu sehen bekam.

Uebrigens hat das Christenthum doch noch eine Nüance des Tempelschlafes geschaffen, und das ist der zwar ausserhalb der Kirche, aber unter Anrufung eines Heiligen an irgend einem beliebigen Ort abgehaltene Schlaf. Dieser Schlaf sollte genau ebenso heilkräftig sein wie der in der Kirche vorgenommene, vorausgesetzt, dass der Kranke vor dem Einschlafen inbrünstig gebetet und vornehmlich des zu Hülfe gerufenen Heiligen gedacht hatte. Die folgenden zwei Erzählungen, die wieder den Werken Gregors von Tours entnommen sind, mögen als sprechende Beispiele dieser Abart des Tempelschlafes hier einen Platz finden.

Alpinus, Graf von Tours, wurde jahrelang von einem Fussleiden so arg geplagt, dass ihm alle Lebenslust verging und er schlaf- und appetitlos an das Bett gefesselt war. Wiederholt schon hatte er in seinem Innern den heiligen Martin vergebens um Heilung angefleht. Da eines Tages sinkt der Graf unversehens in tiefen Schlaf, und in diesem erscheint ihm der heilige Martin und macht über den kranken Fuss das Kreuzzeichen. Sofort war aller Schmerz verschwunden, und Alpinus konnte gesund sein Lager verlassen. Uebrigens erwies sich der Heilige in diesem Fall gegen den kranken Grafen insofern noch sehr aufmerksam, als er zu seinem Erscheinen eine schmucke Soldatenuniform angelegt hatte;

Cap. III. Die Religion als Trägerin des medicinischen Aberglaubens. 35

offenbar wollte er mit der Wahl dieser Toilette dem kriegerischen Sinn des Grafen eine Concession machen. Denn der heilige Martin wählte bei seinen Krankenvisiten durchaus nicht immer das Kleid des Kriegers, wie dies auch die folgende Geschichte zeigen wird.

Eine Frau litt an einer Verkrümmung der Finger, so dass sie des Gebrauchs der Hände beraubt war. Selbst der Besuch der dem heiligen Martin in Tours geweihten Kirche hatte nichts genützt; die Kranke musste mit ihren kranken Fingern das Heiligthum wieder verlassen. Allein besagte Kranke scheint wirklich sehr genügsamen Sinnes gewesen sein. Denn als sie fern von Tours auf der Rückreise sich zu ihrem ersten Nachtlager niederlegte, dankte sie Gott, dass sie wenigstens mit dem Leben davongekommen sei und dazu noch des heiligen Martin Grab geschaut habe. Von so viel Genügsamkeit gerührt, erschien ihr Sct. Martin im Schlaf und nahm, ähnlich wie der heilige Benedict bei dem Kaiser Heinrich, höchsteigenhändig an der Kranken so eine Art Operation vor. Er streckte nämlich die gekrümmten Finger der Kranken so, dass offenbar die gespannten Sehnen zerrissen wurden. Denn Gregor erzählt uns, dass bei genannter Procedur der Frau das Blut von den geradegebogenen Fingern herabgeflossen sei. Bei dieser Krankenvisite hatte aber der heilige Martin von der Anlegung der kriegerischen Rüstung gänzlich Abstand genommen; eine solche Toilette muss ihm wohl bei der einer weiblichen Kranken geltenden Visite nicht ganz passend erschienen sein. So trat er denn vor die Kranke in ein Purpurkleid gehüllt und mit einem Kreuz in den Händen.

Doch war die medicinische Thätigkeit der Heiligen nicht etwa bloss auf den Kirchenschlaf beschränkt, sondern sie äusserte sich auf die verschiedenste Weise.

§ 8. **Die medicinischen Heiligen.** Zuvörderst hatten einzelne Heilige ausgesprochene specialärztliche Neigungen und nahmen sich deshalb auch vornehmlich gewisser Krankheitsformen an; so pflegte die heilige Anna das Fach der Augenheilkunde; St. Judas half bei Husten; St. Valentin bei der fallenden Sucht; die heilige Katharina von Siena bei der Pest. Ja selbst des lieben Viehs vergassen die Heiligen nicht; so zeichnete sich besonders St. Rochus von Montpellier durch seine veterinärärztlichen Leistungen aus.

3*

36 Cap. III. Die Religion als Trägerin des medicinischen Aberglaubens.

Um nun der medicinischen Hilfe dieses oder jenes Heiligen theilhaftig zu werden, gab es verschiedene Wege. Der einfachste war wohl der, dass der Kranke in der Kirche seines Ortes die Messe hörte und dabei dem Heiligen ein Opfer brachte. Schwieriger war schon die Wallfahrt zu diesem oder jenem medicinisch berühmten Heiligen; meist pflegte man dieselbe am Geburtstag des himmlischen Arztes vorzunehmen. An diesem Tage scheint der Heilige zum Ausüben der medicinischen Praxis ganz besonders aufgelegt gewesen zu sein; wenigstens berichten die Chronisten, dass an solchen Tagen die schwierigsten Fälle in grosser Zahl glücklich absolvirt worden seien.

Für eine ganz besonders wirksame Nuance der Behandlung durch Heilige galt die tagsüber erfolgende Lagerung der Kranken in der Kirche und zwar in dem Raum zwischen dem Altar und dem Heiligengrab. Hier wurde die Bettstatt des todtkranken, vom Fieber geschüttelten Patienten aufgestellt, und Tage lang musste der mit dem Tode Ringende hier verweilen. So wurde z. B. mit einer sterbenden Gräfin Eborin verfahren. Wütheten nun aber starke Epidemien, so mag es in den Kirchen oft genug wie in richtigen Spitälern ausgesehen haben. Zu Dutzenden standen da die Betten mit den Kranken in den Kirchen, und gar Mancher gesund zur Andacht in die Kirche Eilende mag mit dem im Heiligthum erworbenen Keim der Seuche nach Haus zurückgekehrt sein.

Da nun aber, wie wir gesehen haben, die Heiligen es häufig gar nicht so ängstlich mit der Bethätigung ihrer medicinischen Kunstfertigkeit hatten, sondern des Oefteren die Kranken Jahre lang auf Hülfe warten liessen, so hatte die Kirche eine für alle Fälle sehr praktische Einrichtung getroffen. Man baute nämlich neben die Kirche grössere, zur Aufnahme der Kranken bestimmte Gebäude. Hier konnten die Hülfe Suchenden Obdach und Zehrung erhalten und somit in Ruhe den Zeitpunkt abwarten, an welchem sich die himmlische Hülfe bei ihnen einstellen würde. Genannte Einrichtung bewährte sich auch aus dem Grunde noch als ungemein praktisch, weil gar Mancher Heilung nur so lange verspürte, als er in der Nähe des Heiligen verweilte, alsbald aber wieder krank wurde, wenn er nach Haus zurückkehrte.

Aber da der Kirchenschlaf und der längere Aufenthalt in den kirchlichen Herbergen doch immerhin recht unbequem waren, besonders wenn man die Weitläufigkeiten und Gefahren erwägt, welche

Cap. III. Die Religion als Trägerin des medicinischen Aberglaubens. 37

während des ganzen Mittelalters mit den Reisen verbunden waren, so musste man unbedingt auf ein Mittel sinnen, die medicinische Hülfe der Heiligen in eine dem Kranken jederzeit zugängliche Form zu bringen. Und eine solche fand sich in dem

§ 9. **Reliquiencultus.** Man glaubte nämlich, dass Gott die Leiber der für den christlichen Glauben gestorbenen Märtyrer oder der durch absonderliche Frömmigkeit ausgezeichneten Heiligen mit einer über die Maassen wirksamen Wunderkraft ausstatte; und zwar waren nicht bloss die sterblichen Ueberreste der Märtyrer und Heiligen wunderthätig, sondern eigentlich alle Gegenstände, welche während des Lebens, wie im Tode mit jenen in Berührung gekommen waren. Alle diese Dinge hatten medicinische Kraft. Hören wir, wie Gregor von Tours sich hierüber äussert: „Die Wunder, die unser Herr Gott durch den seeligen Martin, seinen einst in Fleisch wandelnden Diener ins Werk zu setzen geruhte, lässt er täglich zur Stärkung des Vertrauens der Gläubigen sich wiederholen; denn jetzt stattet er dessen Grabhügel genau mit denselben Kraftthaten aus, die jener ausführte, als er auf Erden war. Wer wird nun noch an den früheren Wundern zweifeln, wenn er die Gnadengeschenke der gegenwärtigen Zeichen sich mittheilen sieht, wenn er sieht, wie Lahme sich aufrichten, Blinde das Augenlicht wieder finden, die Geister von den Besessenen ausfahren und jede andere Art von Krankheiten durch die Mittlerschaft des Heiligen geheilt wird." (Bernoulli Seite 287.)

Durch die Darlegung eines solchen Kirchenlichtes, wie es Gregor von Tours doch gewiss gewesen ist, war ja nun eigentlich die medicinische Heilkraft nicht bloss des Grabmals des heiligen Martin kirchlich verbürgt, sondern auch die aller auf die Heiligen bezugnehmenden Reliquien. Es konnte sich jetzt nur noch darum handeln, die in den heiligen Gräbern und Reliquien steckende übermächtige medicinische Kraft in eine Form zu bringen, die es allen Kranken, wo sie sich auch immer befinden mochten, möglich machte, sich derselben zu bedienen. Und diese anscheinend doch eigentlich recht schwierige Aufgabe wurde spielend gelöst. Man fand nämlich, dass Alles, was mit einer Reliquie in Berührung gekommen war, die in dieser steckende wundersame heilige Kraft förmlich in sich aufsaugte. Und zwar war das, was da aufgesaugt wurde, nicht etwa ein Imponderabile. Nein, ganz im Gegentheil! Etwas durchaus Reales und darum physikalisch auch Nachweisbares ging aus der Reliquie in die sie umgebenden Dinge über. Es war zwar ein himmlisches Fluidum, aber trotzdem so irdischer Natur, dass es die Priester mittelst einer ganz gewöhnlichen Waage nachweisen konnten. So war es z. B. Sitte, dass die von den Pilgern am Grabe des Apostels Petrus niedergelegten Seidenfleckchen gewogen wurden, bevor man sie auf die heilige Grabstätte gelegt hatte und nochmals gewogen wurden, wenn man sie von dem Grab entfernt hatte. Ohne Ausnahme ergaben genannte Wägungen dann immer einen erheblichen Gewichtszuwachs der Seidenläppchen. Und der Pilger konnte nun beruhigt in die Heimath wandern, hatte es ihm doch die Waage handgreiflich demonstrirt, wie viel wundersame Kraft in seinem Seidenflecke jetzt steckte. Unter Umständen war es doch geradezu erstaunlich, welche eine Unsumme von heilkräftigem Fluidum so ein heiliges Grab in einen einzigen irdischen Gegenstand ausströmen lassen konnte. Dies erfuhr z. B. ein Suevenkönig. Genannter Herrscher hatte einen kranken Sohn, und da demselben kein Mittel mehr helfen wollte, so schickte er schliesslich eine Gesandtschaft nach Tours mit der Bitte um eine Reliquie des heiligen Martin. Aber diese Reliquie sollte unter Assistenz der Gesandtschaft hergestellt werden. Die Priester willfahrten diesem Wunsche ihres königlichen Patienten auch gern, und so wurde denn ein Stück seidenes Zeug auf das Grabmal des heiligen Martin niedergelegt, aber erst nachdem man es gewogen. Und als nun die Seide eine Nacht auf dem heiligen Grab und die Gesandtschaft unter inbrünstigem Gebet daneben auf ihren Knien gelegen hatte, da hatte das Seidenzeug so viel Heilkraft eingesaugt, dass der Pfundstein in der Gewichtsschaale sich so hoch hob, als die Waage-Stange überhaupt drehbar war.

Im Besitz der Erkenntniss, dass man jeden beliebigen Gegenstand mit der in einer Reliquie steckenden himmlischen Wunderkraft sättigen konnte, war man in der Lage, die himmlische Kraft nun auch zu Medicamenten zu verarbeiten. Und zwar gab es dazu gar verschiedene Wege.

Das beliebteste Verfahren bestand darin, dass man die auf den Gräbern der Heiligen liegenden Gedenksteine fein säuberlich abkratzte. Das so gewonnene Pulver wurde nun in Wasser oder Wein gethan und damit hatte man ein Medicament von geradezu erstaunlicher Heilkraft gewonnen. Selbst in den schwersten Leibesnöthen konnte man sich auf dieses Tränklein verlassen. Hören

Cap. III. Die Religion als Trägerin des medicinischen Aberglaubens. 39

wir, wie Gregor von Tours sich über die medicinische Bedeutung solcher Grabsteinträuklein ausgelassen hat. Er sagt:
„O unbeschreibliche Mixtur, unaussprechliche Specerei, Gegengift über alles Lob erhaben! Himmlisches Abführmittel, wenn ich mich des Ausdruckes bedienen darf, das alle ärztlichen Recepte in den Schatten stellt, jedes Aroma an süssem Duft übertrifft und stärker ist als alle Essenzen, das den Unterleib reinigt wie Skammoniensaft, die Lunge wie Ysop und den Kopf wie Bertramswurz, aber eben nicht allein die siechen Glieder herstellt, sondern, was viel mehr werth ist, die Flecken vom Gewissen wegwäscht." Bei dieser umfangreichen Leistungsfähigkeit des Grabsteinpulvers kann es uns wohl nicht weiter Wunder nehmen, wenn Gregor von Tours auf seinen Reisen stets eine Schachtel solchen Wunderpulvers bei sich führte, auf dass er die sich an ihn drängenden Kranken alsbald heilen konnte. Ob das directe Ablecken der Grabsteine vielleicht noch wirksamer war, als jener allheilende Extract, darüber konnte ich aus den mir zugänglichen literarischen Quellen nichts Sicheres in Erfahrung bringen; nur so viel berichtet Gregor, dass er einst von einer Zungen- und Lippengeschwulst nur dadurch befreit worden war, dass er das Grabgeländer der Ruhestätte des heiligen Martin abgeleckt und den Tempelvorhang geküsst hatte.

Ferner war ein sehr wirksames Mittel der verkohlte Docht von Wachskerzen, die in der Kirche gebrannt hatten. Man pulverisirte denselben und gewann so ein heilkräftiges Pulver, das eingenommen ähnlich wirkte wie der wässerige oder weinige Grabsteinextract.

Desgleichen entfaltete das Wachs, welches von den an der heiligen Ruhestätte aufgestellten Kerzen abtropfte, eine ganz beträchtliche medicinische Wirksamkeit. Doch scheint man dasselbe mehr äusserlich denn als inneres Medicament gebraucht zu haben.

Ein ganz hervorragendes medicinisches Mittel stellte auch das Wasser dar, mit welchem man zu Ostern den Altar eines Heiligen gereinigt hatte. Wusch man mit solchem Spülwasser einen Kranken, so gesundete er alsbald, wie dies zu ihrem Heil eine Gräfin Eborin erfahren hatte. Diese erlauchte Kranke war so schwer leidend, dass sie schon ihr letztes Stündlein gekommen wähnte. Da schaffte man sie eiligst in die Kirche des heiligen Martin und wusch sie gründlichst mit dem Schmutzwasser des Altars. Und siehe! Von Stund an wich die Krankheit, und die darob vergnügte Gräfin wird sich hoffentlich noch manches Lebensjahres erfreut haben.

Oel aus den an heiligen Orten hängenden Lampen war auch ein beliebtes Heilmittel; doch scheint dasselbe vornehmlich zu Einreibungen benutzt worden zu sein. Jedoch lieferte es mit Weihwasser vermischt auch ein Mittel, das man krankem Vieh mit sicherer Aussicht auf Heilung einflössen konnte.

Wasser, welches man durch Abbrühen der Decken gewann, in welchen Reliquien eingewickelt waren, ergab gleichfalls eine äusserst wirksame Medicin. So liess z. B. Gregor von Tours eine Seidendecke, in welcher ein Stück vom Kreuze Christi eingepackt war, gründlichst abbrühen und reichte dieses Tränklein den Kranken.

Die über heiligen Gräbern als Schmuck angebrachten Vorhänge entfalteten gleichfalls eine überaus wohlthätige Einwirkung auf Kranke. Berührte Jemand, den der Kopf schmerzte, z. B. den Teppich, der über der Ruhestätte des heiligen Julian angebracht war, so war flugs der Schmerz verschwunden. Hatte aber ein Mensch Bauchschmerzen, so sollte er bloss aus besagtem Teppich einen Faden ausziehen und denselben auf seinen rebellirenden Verdauungsapparat legen, um sofort von seinem Uebel befreit zu werden.

Aber unter Umständen brauchten sich die Priester mit der Herstellung wunderthätiger Medicamente aus Reliquien nicht erst persönlich zu bemühen. Es gab heilige Gräber, welche sich so entgegenkommend erwiesen, dass sie aus freien Stücken das zur Krankenbehandlung erforderliche heilige Material lieferten. So erzählt der Chronist, dass das Grab des Evangelisten Johannes eine Art weissen Mannas ausscheide; eine Substanz, welche ob ihrer wundersamen Heilkraft durch die ganze Welt verschickt werde. Ein ähnliches Product lieferte das Grab des Apostels Andreas und zwar am Tage dieses Heiligen. Auch floss aus der Ruhestätte dieses Gottesmannes noch ein kostbares, nektarduftendes Oel.

Man sieht also, die heilige Apotheke war überreich an Mitteln, und dass von denselben auch ein umfangreicher Gebrauch gemacht wurde, davon berichten zur Genüge die Geschichte der Heiligen und vor Allem die Werke Gregors von Tours. Gerade die Letzteren bieten für die Kenntniss der medicinischen Thätigkeit christlicher Heiliger eine schier unerschöpfliche Fundgrube.

Cap. III. Die Religion als Trägerin des medicinischen Aberglaubens. 41

Die medicinische Thätigkeit der christlichen Heiligen scheint nun aber doch nicht das Vertrauen des Priesters wie des Laien in solchem Umfang genossen zu haben, dass man darob der Hülfe des Berufsarztes gänzlich hätte entrathen wollen. Allerdings spricht sich ja Gregor von Tours in gerade nicht sehr zuvorkommender Weise über die irdischen Aerzte aus, denn er sagt:

„Was vermögen sie (die Aerzte) denn mit ihren Instrumenten. Es ist mehr ihres Amtes, Schmerz hervorzubringen, als ihn zu mildern; wenn sie das Auge aufsperren und mit den spitzen Lanzen hineinschneiden, so lassen sie jedenfalls die Qualen des Todes vor Augen treten, ehe sie wieder zum Sehen verhelfen. Und sobald nicht alle Vorsichtsmaassregeln genau befolgt werden, ist es überhaupt mit dem Sehen ein für allemal vorbei. Unser lieber Heiliger dagegen hat nur ein Stahlinstrument, das ist sein Wille, nur eine Salbe, das ist seine Heilkraft."

Aber trotz dieser Absage an die Aerzte trägt Gregor von Tours durchaus kein Bedenken, dem lieben Heiligen unter Umständen gar arg mit Medicinen in's Handwerk zu pfuschen.

Wenigstens that er dies des Oefteren, wenn er selbst krank war. So brauchte er, als er eines Tages von heftigen Leibschmerzen geplagt wurde, warme Umschläge und Bäder und erst als trotz derartiger sechstägiger Behandlung der widerspänstige Bauch keine Ruhe gab, wandte sich Gregor an den heiligen Martin. Als Gregor ein anderes Mal so schwer darnieder lag, dass man seinen Tod im Anzug glaubte, da liess er sich zuvörderst nach allen Regeln der ärztlichen Kunst behandeln, und erst als hierbei keine Besserung eintrat, dachte er an die Hülfe der Heiligen, indem er zu seinem Arzt also sprach: „So, du hast nun alle Hülfsmittel deiner Kunst erschöpft; du hast alle Kräfte und Säfte aufgebraucht; aber die Mittel dieser Welt helfen dem nicht, der dem Tode verfallen ist. Mir bleibt nur Eins noch übrig. Ich will dir das grosse Mittel nennen: nimm Steinpulver vom Grabe Martins und mache es mir an".

Die Krankenheilung durch Heilige und Reliquien wusste sich zu allen Zeiten des Mittelalters zu behaupten, und noch im 16. Jahrhundert war sie so verbreitet, dass ein Arzt, Namens Wyer (1515—1588) das Unglaubliche solcher himmlischer Eingriffe nachzuweisen für zweckmässig hielt.

Ich bin nun durchaus nicht gewillt, für den greulichen Aberglauben, in den nach unserer vorstehenden Schilderung die christliche Religion auf medicinischem Gebiet ausgeartet war, lediglich das dogmatische Christenthum des Mittelalters und den christlichen Priester verantwortlich zu machen. Vielmehr ist jener Aberglauben das Product der gemeinsamen Arbeit recht verschiedener Momente. Aber dass der christliche Priester bei dieser Arbeit gar wacker mitgeholfen hat, diesen Vorwurf können wir ihm ganz und gar nicht ersparen. Denn man darf nicht vergessen, dass im Mittelalter das christliche Kloster nicht allein der Träger der humanistischen Bildung war, sondern dass in ihm auch gerade die Medicin eine Pflegestätte ersten Ranges gefunden hatte. Hatte sich doch aus den Stürmen des politischen Zusammenbruches des Alterthums und der Völkerwanderung die Medicin in das Kloster geflüchtet und war hier zu hoher Blüthe gelangt. Ja man kann wohl ohne Uebertreibung behaupten, dass in gewissen Perioden des Mittelalters das christliche Kloster für die Medicin dieselbe Bedeutung gehabt hat, wie sie späterhin die Universität gewonnen hat. Denn die christlichen Mönche pflegten nicht nur die Krankenwartung und die ärztliche Praxis, sondern sie liessen sich auch die wissenschaftliche Seite der Medicin angelegen sein. Ihnen waren die medicinischen Klassiker des Alterthums, wie Hippokrates, Herophilus, Dioscorides, Galen, Paulus von Aegina u. a. ebenso bekannt, wie auch die antiken medicinischen Grössen zweiten und dritten Ranges. Kurz die gesammte medicinische Bildung war während des Mittelalters im Kloster vereint; ja die Klöster stellten zeitweise ein weit grösseres Contingent zum ärztlichen Stand, als wie das Laienthum. Bei besagter Sachlage sollte man doch nun aber erwarten, dass Mönche und Priester ihr bedeutendes medicinisches Wissen zur Bekämpfung jenes entsetzlichen medicinischen Missbrauches, der mit dem Namen und den Knochen der Heiligen getrieben wurde, hätten einsetzen müssen. Aber davon ist während des Mittelalters und auch späterhin nicht die Rede. Niemals hat das Priesterthum ernstlich versucht, medicinische Aufklärung zu verbreiten; wohl aber giebt es Schriften genug, in denen in medicinisch-naturwissenschaftlichen Dingen dem crassesten Aberglauben von Klerikern das Wort geredet wurde. Und ebenso handelten sie oft genug bei Ausübung der ärztlichen Praxis. Sie setzten die mit recht irdischen Heilmitteln erzielte Hülfe flugs irgend einem Heiligen auf das Conto; wie es z. B. die Mönche von Monte Cassino thaten, als sie dem Kaiser Heinrich II vorredeten, nicht die irdischen Hände der

Cap. III. Die Religion als Trägerin des medicinischen Aberglaubens. 43

Mönchs-Aerzte hätten bei ihm die Steinoperation vollzogen, sondern der heilige Benedict habe in eigenster Person und mit seinen heiligen Händen den Stein aus der kaiserlichen Blase herausgeholt. (Siehe Seite 33 dieser Arbeit.)

Weil also die mittelalterlichen christlichen Priester in unzähligen Fällen gegen besseres Wissen und Gewissen das Volk in dem Glauben belassen haben, dass die Hülfe der Heiligen und der von denselben stammenden Reliquien in Krankheitsfällen den ärztlichen Leistungen weit überlegen sei, haben sie ihrerseits einen recht beträchtlichen Theil zu dem Greuel des medicinischen Aberglaubens beigesteuert. Allerdings dürfen wir dabei nicht übersehen, dass die mittelalterlichen Mönche und Priester ebenso das Product ihrer Zeit waren, wie wir Modernen das Product unserer Zeit sind. Und da nun das Mittelalter die Zeit der Wunder, der Dämonen, Teufel und Hexen war, so werden eben auch zahlreiche Kleriker als Kinder ihrer Zeit ein wesentlich anderes Urtheil über den Wunder- und Dämonenglauben gehabt haben wie wir. Der Begriff des Wunders war eben für das Mittelalter ein wesentlich anderer, als für die moderne Zeit. Denn der innige und feste Glaube an die Allmacht des einigen Gottes, der mit dem Christenthum in die Welt gekommen war, hatte bei den damaligen Christen auch die Vorstellung gefestigt, dass Gott seine Allmacht jeden Augenblick in der Abänderung des Verlaufes der irdischen Erscheinungen, vornehmlich der Naturvorgänge, offenbaren könne und in der That auch offenbare. So hatte denn für den Christen des Mittelalters eine eventuelle Abänderung der Naturerscheinungen durchaus nichts Wunderbares. Man fand es sehr verständlich, dass dieselbe Naturerscheinung heute so und morgen so verlaufe, wie es eben Gott gefalle; es hätte den ersten Christen, wie ihren späteren mittelalterlichen Glaubensgenossen die Vorstellung, dass alle Naturvorgänge nach ewig unabänderlichen, dem Eingreifen der Gottheit entrückten Gesetzen sich vollziehen, für ebenso unbegreiflich gegolten, wie uns die Vorstellung unfassbar ist, dass Gott jederzeit zu Gunsten dieses oder jenes Sterblichen ein Naturgesetz beugen werde. Der Begriff des Wunders in den ersten 16 christlichen Jahrhunderten war eben ein ganz anderer, wie der in den folgenden Säcula. Eine Erscheinung, der wir übrigens im Alterthum auch bereits begegnet sind. (Vergl. Seite 26 dieser Arbeit.) Und darum dürfen wir auch Priester und Laien jener Jahrhunderte, die an medicinische Wunder glaubten, nicht mit demselben Maass messen

Cap. III. Die Religion als Trägerin des medicinischen Aberglaubens.

wie wir die beurteilen, die heut noch das medicinisch-naturwissenschaftliche Wunder gelten lassen wollen.

Bei den soeben erörterten Verhältnissen mag es gewiss so manchen christlichen Mönch und Priester gegeben haben, der unstät zwischen den Anforderungen des Glaubens und seiner medicinischen Erkenntniss hin- und hergeschwankt hat. Sein Gemüth zog ihn nach der einen, sein Verstand nach der anderen Seite, und so wurde er, der festen Haltes entbehrte, ein Spielball seiner Zeit und seiner Umgebung. Und dass es grossen Kirchenlichtern so ergehen konnte, das lehrt uns Gregor von Tours, der die Leibesgebrechen bald mit den Medicamenten der zünftigen Medicin, bald mit den Gnadenmitteln der himmlischen Apotheke zu heilen versuchte; der bald die Kunst der irdischen Aerzte zu Gunsten der heilbeflissenen Heiligen herabsetzt, bald wieder zu ihr seine Zuflucht nimmt.

Schliesslich war auch die Stellung des medicinisch erfahrenen Mönches wie Priesters dem Publikum gegenüber in allen Zeiten des Mittelalters keineswegs eine leichte oder angenehme. Das Volk hing an dem Dämonen- und Wunderglauben mit einer unbezwinglichen Innigkeit. Die antike wie die christliche Philosophie waren fest auf den Dämonenglauben eingeschworen, und die heiligen Quellen des Evangeliums lehrten die Existenz der Dämonen. Was Wunder, wenn da das Volk von seinem Glauben an allerlei überirdische Eingriffe in die Functionen aller organischen Wesen nicht loszureissen war. Und so mag ja wohl öfters ein medicinisch aufgeklärter Priester, müde des Widerstandes, den ihm das nach himmlischer Medicin dürstende Volk entgegensetzte, seine wissenschaftliche Ueberzeugung den Phantastereien eines entgleisten Glaubens untergeordnet haben. Das Zeug zu einem wissenschaftlichen Märtyrer steckt eben leider nur in gar zu Wenigen, und die Geschichte des Christenthums lehrt uns, dass es viel leichter ist, ein Märtyrer des Glaubens als wie ein Märtyrer der Wissenschaft zu sein.

Das bis dahin Gesagte will nun keineswegs den christlichen Priester von der Schuld, die er durch Begünstigung des medicinischen Aberglaubens auf sich geladen hat, rein waschen. Das wäre ja doch von Haus aus ein ganz vergebliches Bemühen. Wir wollen aber doch zeigen, dass das Verhalten der Diener unseres Glaubens, wenn auch nicht entschuldbar, so doch erklärlich ist. Der Historiker vermag eben die Beziehungen, welche sich zwischen dem Christenthum und dem medicinischen Aberglauben allmählich herausgebildet hatten, nur dann seinen Lesern in objectiver Form vorzuführen, wenn er Ankläger und Vertheidiger in einer Person ist.

Aber neben Dogma und Priesterthum hat auch der theistische Gedanke den medicinischen Aberglauben in mächtigster Weise gefördert. Und diesem Punkt wollen wir im folgenden Abschnitt nunmehr unsere Aufmerksamkeit zuwenden.

§ 10. **Der theistische Gedanke als Träger des medicinischen Aberglaubens.** Wenn auch der Theismus mit dem Auftreten einer physikalisch-mechanischen Betrachtung der Naturvorgänge seine Alleinherrschaft verloren hatte, so war damit doch noch lange nicht der theistische Gedanke erstorben, d. h. also der Gedanke, dass Gott die irdischen Erscheinungen, unbeengt durch Naturgesetze, selbst lenke. In gar vielen Köpfen blieb dieser Gedanke lebendig, mochten die Philosophen und Naturforscher über die Formen und das Leben der organischen Gebilde auch sagen was sie wollten. Und welche Lebenskraft dieser Gedanke in der Entwickelung unseres Geschlechtes bewiesen hat, ist geradezu erstaunlich. Trotz aller Fortschritte, welche die physikalisch-mechanische Naturanschauung gemacht hat, ist der Gedanke, dass Gott ohne Rücksicht auf die Naturgesetze ohne Unterlass in den Ablauf der Naturerscheinungen und also auch in das Verhalten des menschlichen Körpers eingreife, nicht allein lebendig geblieben, sondern er hat es sogar verstanden, immer wieder auf's Neue sich eine umfassende Herrschaft zu sichern. Und dies hat sich, wie wir gleich sehen werden, in allen Perioden der Entwickelung unseres Geschlechtes wiederholt. Selbst heut, wo die mechanische Naturanschauung die grössten Triumphe feiert und wo bereits zwei und ein halbes Jahrtausend dahin gegangen sind, seit der grosse Hippokrates eine von allem theistischen und theurgischen Beiwerk gereinigte Medicin gepredigt hat, treten noch immer Menschen auf, welche die therapeutische Thätigkeit Gottes in allen Krankheitsfällen als selbstverständlich voraussetzen. Derartige Geschehnisse scheinen sich nach dem, was uns die Geschichte lehrt, immer dann zuzutragen, wenn das religiöse Bedürfniss sich mit ganz besonderer Stärke regt. Entweder ist es eine neue Religionsform, welche das Gefühl und den Verstand der Menschen so ausschliesslich erfüllt, dass alle Erscheinungen nur noch in engsten Beziehungen zu Gott gedacht werden können, oder es tritt ein Einzelner auf, der getrieben von religiösem Uebereifer lehrt, dass eine Selbstständigkeit der Natur Gott gegenüber nicht zulässig sei und für diese seine Anschauung zahlreiche Anhänger zu werben versteht. Derartig oder wenigstens ähnlich lagen die Verhältnisse immer, wenn es dem theistischen Gedanken einmal wieder gelang, in der Medicin zur Herrschaft zu kommen. Wenn wir uns im Folgenden nunmehr der Betrachtung solcher Geschehnisse zuwenden, so können wir natürlich nur mit einigen wenigen Beispielen aufwarten, da eine vollständige Darstellung dieser interessanten Materie uns viel zu weit von unserem Thema fortführen würde.

Eine ganz besondere Stärke gewann der Gedanke, dass Gott nicht bloss der beste Arzt der Seele, sondern auch des Körpers sei, mit der Ausbreitung des Christenthums. Die Glaubensinnigkeit war bei den Christen des ersten Jahrhunderts eine so intensive, dass eine grosse Parthei derselben meinte, sie könnten ihr körperliches Wohl nicht besser wahren, als wenn sie es in allen Nöthen ausschliesslich Gott empföhlen. Demgemäss verschmähten sie die ärztliche Hülfe vollständig und behandelten alle Erkrankungen nur mittelst Gebeten, Oelsalbungen und Händeauflegen. Es entspricht diese Behandlungsweise dem, was im Jacobus-Brief Cap. 5, Vers 14—16 zu lesen steht: „Ist Jemand krank, der rufe zu sich die Aeltesten der Gemeinde und lasse sie über sich beten und salben mit Oel in dem Namen des Herrn. Und das Gebet des Glaubens wird dem Kranken helfen und der Herr wird ihn aufrichten; und so er hat Sünden begangen, werden sie ihm vergeben sein. Bekenne Einer dem Andern seine Sünden und betet für einander, dass ihr gesund werdet. Des Gerechten Gebet vermag viel, wenn es ernstlich ist." Welchen Umfang diese Gebetbehandlung gewonnen hatte, beweist der Umstand, dass selbst grosse Kirchenlichter, wie z. B. der heilige Benedict (gest. 543) ihr zugethan waren.

Uebrigens versuchte man es auch, den therapeutischen Werth des Gebetes noch durch allerlei Zuthaten zu verstärken. So legte man wohl das Evangelienbuch auf den erkrankten Körpertheil oder man breitete die Kleidungsstücke besonders frommer Männer über den Kranken aus. So scheinen das Schweisstuch und der Rock des Apostels Paulus solche heilende Kraft besessen und sich deshalb lebhafter therapeutischer Benutzung erfreut zu haben. Wenigstens lesen wir Apostelgeschichte Cap. 19, Vers 20: „Also dass sie auch von seiner Haut das Schweisstüchlein und Koller über die Kranken hielten und die Seuchen von ihnen wichen und die bösen Geister von ihnen ausfuhren". Ja der medicinische Aberglauben ging sogar soweit, dass man selbst in dem Schatten des Apostels Petrus eine hervorragende Heilkraft witterte. So berichtet Apostelgeschichte Cap. 5, Vers 15: „Also dass sie die Kranken auf die Gassen hinaustrugen und legten sie auf Betten und Bahren auf dass, wenn Petrus käme, sein Schatten ihrer etliche überschatte".

Wir gehen wohl nicht fehl, wenn wir in diesem Gebahren die ersten Anfänge jenes Reliquiencultus erblicken, der in der Medicin einen so staunenswerthen Umfang gewinnen sollte. (Man vergl. Seite 37 dieser Arbeit.)

Uebrigens hing diese Krankenbehandlung mittelst Gebet wohl innig mit jener Vorstellung zusammen, dass alle körperlichen Leiden im Wesentlichen göttliche Schickungen seien, Schickungen, welche dem Menschen den Zorn Gottes so recht fühlbar machen sollten. Diese Auffassung pathologischer Processe war ja eine uralte. Schon bei den Aegyptern begegnen wir ihr, und im 2. Buch Mose lesen wir, dass Gott dem Pharao und seinem Volk allerlei Erkrankungen wie Pestilenz, Schwarze Blattern, Sterben der Erstgeburt gesendet habe. Und auch das Christenthum machte diese Anschauung zu der seinigen. Ja im Mittelalter nahm dieselbe sogar ganz absonderliche Formen und Dimensionen an. Man hielt jetzt eigentlich jede epidemisch auftretende Erkrankung für eine directe Schickung des Höchsten, für eine Zuchtruthe, mit der Gott die sündige Christenheit schlug. So wurde z. B. die Syphilis, die in Neapel im Jahre 1495 bei Gelegenheit des Kampfes zwischen dem dort regierenden Haus Aragon und den Franzosen ausgebrochen war, flugs als ein Strafgericht Gottes erklärt. So sagt Kaiser Maximilian in einem Edict gegeben am 7. August 1495 zu Worms: „Quod novus ille et gravissimus hominum morbus nostris diebus exortus, quam vulgo malum Francicum vocant, post honinum memoriam inauditus saepe grassetur, quae nos justissimae Dei irae merita debent admonere" (Gregorovius B. VII. Seite 386 Anmerkung 1.)

Ganz erstaunlich aber ist es, aus welcherlei Ursachen der Zorn Gottes so gewaltig entbrennen konnte, dass darob unzählige Menschen hingerafft wurden. So versichert z. B. der fromme Bischof von Seeland, Peter Paladius, dass der englische Schweiss, jene entsetzliche Seuche, welche von 1486—1551 fünfmal Europa verheert hat, von Gott geschickt worden sei, aus Zorn über die übertriebene Putzsucht der damaligen Menschheit.

Ganz bedrohliche Formen nahm der medicinische Theismus an, als er sich im Mittelalter mit der Magie verband. Da wir auf diesen Punkt aber im Capitel IV eingehend zu sprechen kommen werden, dürfen wir uns hier mit einem Hinweis auf jenen Theil unserer Arbeit genügen lassen.

Erwägen wir nun, dass die genannten Erscheinungen alle in Zeiten fallen, da die Medicin schon längst einer ausschliesslich physikalisch-mechanischen Auffassung aller Körpervorgänge gehuldigt hatte, so werden wir uns gewiss einer nur allzu gerechtfertigten Befremdung nicht entschlagen können. Aber das Auffallende dieser Erscheinung muss noch gewaltig wachsen, wenn wir wahrnehmen, dass selbst in der neuen und neuesten Zeit immer wieder Menschen auftreten, welche nicht allein predigen, dass die Medicin vor dem christlichen Glauben die Segel streichen müsse, sondern die für diese ihre Lehre auch Gläubige finden und zwar finden in ungeahnter Menge. Gerade die neueste Zeit hat uns in zwei ungemein belehrenden Beispielen gezeigt, wohin ein überhitztes religiöses Gefühl führen kann, sobald ihm das nothwendige Gegengewicht der physikalisch-mechanischen Naturauffassung mangelt. Die Theokratie strebt dann nach einer unbeschränkten Herrschaft in der Medicin, wie dies die Amerikanerin Miss Eddy mit ihrer „christlichen Wissenschaft" und der amerikanische Reverend John Alex Dowie mit seiner „christlichen allgemeinen Kirche in Zion" so recht deutlich zeigen.

Was zuvörderst das System der Mrs. Eddy anlangt, so gipfelt dieses absurde Gemenge von unverdauten philosophischen Brocken, von schiefen medicinischen Beobachtungen und crassen Denkfehlern in dem Glauben, dass die Krankheit keinen realen Grund in dem Stofflichen des Körpers habe, sondern ausschliesslich aus gewissen Zuständen des Geistes heraus zu erklären sei. Fussend auf dieser der längst überwundenen Naturphilosophie entlehnten Vorstellung wird nun Arzt und Medicin verworfen und die Krankenbehandlung in der Weise geführt, dass der Patient unter Aufsicht einer in solchen Dingen bereits erprobten Person sich auf das in ihm wohnende geistige resp. göttliche Princip besinne.

Dass ein mit den Denkgesetzen unbekanntes und im Uebrigen mit Wissen nicht belastetes Individuum so confuse und ungereimte Dinge zu Tage fördert, wie dies Mrs. Eddy thut, wundert uns keineswegs. Die Geschichte lehrt uns ja doch, dass es zu allen Zeiten und in allen Ständen Menschen gegeben hat, welche mit kaltem Blut das allerverrückteste Zeug ausgeheckt haben. Aber dass heut in einer Zeit, da man doch meinen sollte, der naturwissenschaftliche Fortschritt habe in jedes, selbst das beschränkteste Hirn so ein klein wenig hineingeleuchtet, Mrs. Eddy noch Anhänger finden kann und zwar Anhänger gerade in den besten Kreisen der Gesellschaft und noch dazu in solcher Zahl, dass die Behörden diesem medicinischen Aberglauben steuern zu müssen sich genöthigt gesehen haben, das ist das Interessante an der ganzen Geschichte. Ich sage ausdrücklich das Interessante und nicht etwa das „Erstaunliche" oder „Wundersame", weil der Historiker, auf welches Gebiet ihn auch seine Forschungen führen mögen, immer wieder die Erfahrung machen muss, dass zu allen Zeiten die Dummheit eine Macht gewesen ist, die allen Culturfactoren, wie sie auch heissen mögen, über gewesen ist. Und dass dem auch heut in dem Zeitalter der naturwissenschaftlichen Aufklärung noch so ist, beweist die Mrs. Eddy mit ihrer christlichen Wissenschaft.

Reverend John Alex Dowie will mit seiner christlichen allgemeinen Kirche in Zion von einem ganz anderen Gesichtspunkt aus beurtheilt werden, wie die Eddy. Allerdings gelangt dieser Heilige neuesten Stiles ja auch genau zu demselben Ziel wie die Eddy, nämlich zu der unbedingten Verwerfung jeder ärztlichen Behandlung, der medicamentösen wie auch der operativen. Aber er gelangt zu diesem, für seine wie seiner Anhänger Gesundheit so überaus bedenklichem Verhalten denn doch auf einem ganz anderen Wege wie die Eddy. Eine in seiner Naivität fast rührend anzuschauende Glaubensinnigkeit führt ihn nämlich dazu, alle Aeusserungen des alten wie neuen Testamentes für unmittelbare Offenbarungen Gottes zu halten. Die weitere Folge dieser Glaubensstärke ist dann das Verlangen, Alles, was in der Bibel steht, im weitesten Umfang und im innigsten Anschluss an den Wortlaut zu glauben und zu befolgen. Und da nun 2. Mose Cap. 15, Vers 26, steht: „Ich der Herr bin Dein Arzt" und im Jacobusbrief Cap. 5 Vers 14—16 (siehe Seite 46 dieser Arbeit) das Gebet als das beste Heilmittel in Krankheiten empfohlen wird, so kommt Dowie eben auch dazu, das Gebet zur ausschliesslichen Behandlung aller Erkrankungsformen in Anwendung zu ziehen. Selbst in chirurgischen Fällen soll das Gebet mehr leisten, als die Kunst des erfahrensten Operateurs.

Dowie steht also genau auf demselben Standpunkt, wie die Christen der ersten christlichen Jahrhunderte, die ja da auch meinten, die beste Hülfe in allen Leibesnöthen bringe das Gebet. So vermochten es denn zwei Jahrtausende mit all' ihrem unermesslichen Fortschritt in der Schulung des Denkens und in dem Erkennen der Natur nicht, die Menschheit von der Vorstellung zu befreien, dass Gottes Allmacht neben vielem Anderem sich auch in einer täglichen Regulirung des menschlichen Körpers mit allen seinen verschiedenen Functionen bethätigen müsse. Wo aber diese Vorstellung erst einmal so recht festen Fuss gefasst hat, da ist auch der Aberglauben mit seiner Wunderheilung alsbald bei der Hand. Dementsprechend zeichnen sich auch alle Perioden unserer culturgeschichtlichen Entwickelung, in denen der theokratische Gedanke wieder einmal in bemerkenswerther Stärke sich gezeigt hat, alsbald durch eine übermässige Entwickelung des medicinischen Aberglaubens aus.

Capitel IV.

Welchen Einflusss hat die Philosophie auf Form und Entstehung des medicinischen Aberglaubens ausgeübt?

Die Vorstellung, dass die Philosophie irgend einen namhaften Einfluss auf die Entwickelung des Aberglaubens in der Medicin ausgeübt haben könne, mag vielleicht Manchem befremdlich erscheinen. Denn wie sollte es geschehen, dass gerade diejenige Wissenschaft, die uns die Gesetze des Denkens lehrt, die unsere gesammte geistige Thätigkeit ordnet und ihr die rechten Wege weist, die uns die verschlungenen Pfade der erkenntniss-theoretischen Vorgänge klar legt, wie sollte gerade sie an der Irreleitung und Verfinsterung unserer medicinischen Erkenntniss Antheil nehmen resp. genommen haben? Nun wir denken auch gar nicht daran, der Philosophie schlechthin einen solchen Vorwurf machen zu wollen. Ganz im Gegentheil! Wir sind von der grossen Bedeutung, welche die Philosophie für alle Wissenschaften ohne Unterschied beanspruchen darf, vollkommen durchdrungen und meinen deshalb auch, dass in gar mancher Hinsicht die modernen Vertreter der Medicin gewiss viel besser berathen wären, wenn sie mit der Philosophie auf weniger gespanntem Fusse lebten, als sie dies thun.

In dem grossen Gebiet der Philosophie sind es auch nur gewisse Richtungen, denen man den Vorwurf machen muss, der Entwickelung des medicinischen Aberglaubens Vorschub geleistet zu haben. Hauptsächlich sind dies jene Bestrebungen, die da meinten, Naturerscheinungen lediglich auf speculativem Wege erklären resp. eine Weltauffassung auf rein constructiver Basis aufbauen zu können. So oft derartige Versuche sich stärker regten und der Philosophie jenen Charakter aufprägten, welchen man als den naturphilosophischen kennzeichnet, so trat auch der medicinische Aberglauben mit besonderer Intensität in Erscheinung.

Bekanntlich hat nun die ganze vorsokratische Philosophie die ausgesprochene Tendenz, ein Princip der Naturerklärung zu ermitteln. Aber trotz dieser stark entwickelten Neigung förderte gerade sie den medicinischen Aberglauben doch nur wenig. Denn die vorsokratische Philosophie hielt sich mit ihren Speculationen doch vornehmlich an irdische Dinge. Erde und Luft, Feuer und Wasser, Kalt und Warm, Werden und Vergehen sind die Elemente, mit denen und aus denen sie die Natur mit allen ihren Erscheinungsformen zu construiren suchte. Für die Medicin wirkten diese Bestrebungen aber vor der Hand ja doch immer wie eine Erlösung; sie brachten ihr die Befreiung von dem erstickenden Druck des Theismus und eröffneten ihr die Möglichkeit einer ausschliesslich irdischen Erklärung aller Vorgänge des Körpers, des gesunden wie des kranken. Leider war nur das Rüstzeug, welches die Philosophie unserer Wissenschaft für die irdische Auffassung der Naturerscheinungen lieferte, ein überaus bedenkliches. Der Analogieschluss und das deductive Verfahren frommen ja doch erkenntnisstheoretisch sowohl der Medicin wie den Naturwissenschaften herzlich wenig. (Man vergl. Cap. III, § 5, Seite 24 ff., und Cap. V, 73.) Deshalb musste auch die Medicin auf diesem Wege schnell genug in den Besitz ungezählter, schlecht fundirter Hypothesen gelangen, wie sie dies denn auch auf das Gründlichste besorgt hat. Aber auch an sonstigen Abenteuerlichkeiten konnte es dabei nicht fehlen. Man gedenke z. B. der wunderlichen Beziehungen, welche Heraklit von Ephesus (500 v. Chr.) zwischen dem Wein und der Seele construirt hat. Da die Seele, so meinte dieser Philosoph, von Natur aus ein feuriger Dunst und sie um so besser sei, je trockner und feuriger sie bleibe, so empfehle sich der allzu reichliche Genuss des Alcohols ganz und gar nicht. Denn mit der reichlichen Flüssigkeitszufuhr mache man die Seele bloss nass und das schade ihr bei ihrer Feuernatur ganz gewiss, da doch Feuer die Nässe niemals gut vertrage. Dass bei einer solchen Anschauung über den Weingenuss Heraklitus den Beinamen „der weinende Philosoph" erwarb, will uns nur gerecht dünken.

Wie wunderlich nun auch all' die Hypothesen waren, zu welchen die griechische Naturphilosophie der Medicin verholfen haben mag, so darf man sie doch durchaus nicht mit dem Aberglauben zusammenwerfen. Denn eine schlechte medicinische Hypothese ist doch noch lange kein Aberglauben. Wäre solches der Fall, so müssten ja Medicin und Aberglauben fast identische Begriffe sein, denn an schlechten Hypothesen hat es doch unserer Wissenschaft wahrlich zu keiner Zeit gefehlt. Der Aberglauben, soweit er eben seine Quellen in der Philosophie findet, zog erst dann in die Heilkunde ein, als die Philosophie zur Erklärung verschiedener Lebensvorgänge nicht bloss materielle, sondern auch immaterielle Factoren benützte. Und da bereits die indische und persische Philosophie in der uns bekannten frühesten Zeit ihres Bestehens in den Dämonen solche immaterielle, die Lebensvorgänge des Menschen in weitestem Umfang bestimmende Elemente geschaffen hatte, so sind die Beziehungen zwischen der Philosophie und dem medicinischen Aberglauben recht alte. Die griechischen Dichter und Philosophen, Homer, Hesiod, Empedokles, Demokritus, Plato bauten dann diese uralte Dämonenlehre aus und bürgerten sie in Griechenland ein. Für die antike Medicin hat aber die Inanspruchnahme immaterieller überirdischer Heilfactoren erst um das Jahr 150 v. Chr. einen bedeutenderen und eingreifenden Einfluss gewonnen, als unter ausschlaggebender Betheiligung der alexandrinischen Juden morgen- und abendländische Anschauungen zu einer festgefügten theosophisch-medicinischen Mystik verschmolzen wurden. Jahrhunderte hindurch bis tief in das Mittelalter und selbst bis in die neuere Zeit hinein hat die Medicin unter diesem Mysticismus schwer zu leiden gehabt. Der Mittelpunkt aller der verschiedenen Formen, in denen diese philosophisch-theosophischen Bestrebungen in Erscheinung traten, war Alexandrien, jenes grosse Culturcentrum, in dem die Bildung des Morgen- und Abendlandes zu einer neuen Weltauffassung mit einander verschmolzen. Dass die Geburtsstätte dieser für das fernere Schicksal der Medicin so verhängnissvollen Geschehnisse aber gerade Alexandrien sein musste, erweckt fast den Eindruck, als habe die Geschichte sich eine Satire auf den Gang der medicinischen Erkenntniss leisten wollen. Denn gerade Alexandrien ist ja die Stätte, an welcher die medicinische Aufklärung und der Fortschritt der antiken Medicin unter den berühmten Anatomen Herophilus und Erasistratus einst die grössten Triumphe gefeiert hatten. Zunächst kamen diese theosophisch - medicinischen Bestrebungen in der jüdischen Secte der Essener oder Essäer und Therapeuten zu einem energischen Ausdruck. Nach den Schilderungen, welche uns Josephus (Lib. II, Cap. 2—13) von den genannten beiden Secten hinterlassen hat, trugen dieselben einen theosophisch-communistischen Charakter. Uns Aerzte interessirt an ihnen aber wesentlich nur die Stellung, welche sie zu unserem Stand eingenommen haben, und diese war eine durchaus ablehnende. Sie glaubten nämlich, die Kenntnisse vom Körper in seinen gesunden wie kranken Tagen nicht durch Beobachtungen, wie dies die Aerzte thun, gewinnen zu dürfen, waren vielmehr der Meinung, dass sie die Heilkunst vornehmlich durch das Studium ihrer heiligen alten Schriften erlernen könnten. Deshalb machten sie sich die eifrige Durchforschung dieser heiligen Werke zu einer ganz besonderen Aufgabe. Durch allerlei allegorische Deutungen einzelner Buchstaben oder Worte, sowie durch spitzfindige Erklärung dieses oder jenes Satzes vermeinten sie die nöthigen Kenntnisse für Behandlung ihrer Kranken gewinnen zu können. Denen aber, die in diese Afterweisheit ganz besonders tief eingedrungen waren, sollten mancherlei Wunderkräfte zur Verfügung stehen, wie z. B. der Blick in die Zukunft. Da sie ausserdem noch an die Existenz von Wesen glaubten, die tiefer wie Gott, aber höher wie die Menschen stehen sollten, so war also der Apparat für den mannigfachsten theurgisch-medicinischen Hokuspokus hübsch beisammen. Dieser Apparatus mysticus trieb denn auch die allertollsten Blüthen. So sollte z. B. der Mensch durch die Entleerung der Körperexcremente die Gottheit beleidigen (τὰς αὐγὰς ὑβρίζειν τοῦ θεοῦ sagt Josephus, Lib. II, Cap. 8, § 9, Absatz 15). Deshalb sollte es am Sabbath Niemand wagen, derartigen Anforderungen der Natur zu entsprechen. Ob aber die Stimme der Natur immer gewillt gewesen sein mag, diesen doch etwas weitgehenden Anforderungen des Gesetzes gerecht zu werden, und wie sich der Gläubige geholfen haben mag, wenn der fatale Zwiespalt zwischen Natur und Glaube allzu beängstigend wurde, davon erzählen uns Josephus und auch Porphyrius nichts. Uebrigens hatten es die Essäer auch an Werkeltagen nicht ganz leicht, den Endphasen des Verdauungsprocesses gerecht zu werden. Sie mussten nämlich darauf Bedacht nehmen, durch Verhüllung mit einem Mantel die Beendigung des Verdauungsgeschäftes den Blicken des Höchsten zu entziehen.

Im Lauf des ersten christlichen Jahrhunderts entwickelte sich dann der Neupythagoräismus, jener Versuch, den Monotheismus mit dem alten phantastischen Cultus niederer Götter und Dämonen zu verbinden. Mit diesem Versuch hob nun aber für die Medicin eine sehr verhängnissvolle Periode an. Denn das Bestreben, die physikalisch-mechanische Auffassung der Körpererscheinungen durch allerhand theosophische Phantastereien zu verdrängen und die Krankenbehandlung wieder in die metaphysische Form jener alten Zeiten zurückzuführen, in denen die theistische Weltanschauung unbeschränkt in Medicin und Naturwissenschaft geherrscht hatte, machte sich immer stärker bemerkbar. Die Neupythagoräer gingen nämlich von der Vorstellung aus, dass die Ausübung der Heilkunst eine für den wahren Weisen unerlässliche Nothwendigkeit sei und deshalb eben Jeder, wofern er nur durch seinen Verkehr mit den Dämonen die nöthige Qualification sich erworben hätte, als Arzt auftreten könne. Dass aber mit solchen Vorstellungen von dem Wesen unserer Wissenschaft dem greulichsten Unfug und Aberglauben Thür und Thor geöffnet werden musste, ist selbstverständlich. Und so war denn das, was die Neupythagoräer dem Kranken als Heilkunst darboten, in der That nichts wie ein Gemisch von mysteriösen Gebräuchen, Beschwörungen und Zaubereien. Auf der anderen Seite erwarben sich aber die Anhänger dieser Philosophen-Schule auch nicht zu bestreitende Verdienste um das leibliche Wohl ihrer Mitmenschen; denn sie empfahlen dringend einen keuschen und mässigen Lebenswandel und scheinen auch selbst einen solchen geführt zu haben.

Der Hauptvertreter des Neupythagoräismus ist Apollonius aus Tyana in Cappodocien, wohl eine der romanhaftesten Figuren des gesammten griechischen und römischen Alterthums. Von Einzelnen seiner Zeitgenossen ob seiner Weisheit und seiner ausserordentlichen Thaten wie ein Gott angestaunt, so z. B. von seinen Biographen Damis und Philostratus dem Aelteren, wird er von Anderen dagegen wieder für einen mit den gewöhnlichen schwindelhaften Zauberstückchen arbeitenden Magier angesprochen. Aehnlich lauten auch die Urtheile, welche die Nachwelt bis in die neueste Zeit hinein über Apollonius gefällt hat. Auch hier fehlt es nicht an Stimmen, welche den Tyaner für einen ausgewitzten Magier halten, während Andere dagegen ihn für eine bedeutsame Erscheinung in der Religionsgeschichte ausgeben. So thut dies z. B. Baur, der das Leben und die Thaten des wunderthuenden Neupythagoräers aus dem Eindruck heraus erklären will, den das Christenthum auf einzelne erleuchtete Köpfe ausgeübt habe.

Ich persönlich halte jede derartige Hochschätzung unseres Zauberkünstlers für völlig verfehlt. Die Gestalt, in der uns Apollonius in der berühmten Beschreibung des Philostrat entgegentritt, ist eine rein dichterische, hervorgegangen aus dem Bestreben, den Verfall der antiken Religion durch eine Reform ihres moralischen Inhalts (Gregorovius Seite 413) aufzuhalten.

Die Thätigkeit des Apollonius fällt in das 1. christliche Jahrhundert, in die Regierungszeit des Nero und der auf ihn folgenden Kaiser bis auf Nerva, zu dem er in besonders engen Beziehungen gestanden zu haben scheint. Das, was Philostratus, gestützt auf alle ihm zugänglichen antiken Quellen, über die Lebensschicksale unseres Helden erzählt, erweckt durchaus die Ueberzeugung, dass das heidnische Alterthum in Apollonius ein Gegenstück zu Christus habe schaffen wollen. Nach den antiken Berichten geschah nämlich seiner Mutter durch eine überirdische Erscheinung die Verkündigung, dass sie einen Gott gebären werde, und nach seinem Tode erschien Apollonius seinen Jüngern, um ihnen die Unsterblichkeit der Seele zu verkünden. Die Zeit zwischen Geburt und Tod füllte der Tyaner nun mit ruhelosen Wanderungen durch alle mögliche Theile der damals bekannten Welt aus. Ueberall, wo er hinkam, pflog er tiefsinnige Gespräche mit Priestern und gebildeten Laien und that auf Wunsch auch Wunder aller Art. Uns interessiren hier natürlich nur die medicinischen Thaten des wandernden Philosophen, und solcher hatte er in beträchtlicher Menge aufzuweisen. Er heilte Lahme nur durch Bestreichen der kranken Glieder; Blinde machte er ohne Weiteres sehend; ja selbst in der geburtshülflichen Praxis bewegte er sich sonder Scheu und Zagen. Als nämlich der Ehemann einer Frau, die zwar schon 7 Mal, aber stets nur unter grosser Mühsal geboren hatte, betrübt zu Apollonius kam und ihm vermeldete, dass seine Frau nun schon wieder in Kindesnöthen liege und Keiner helfen könne, da hiess ihn der Wundermann nur guten Muthes sein. Ohne auch nur die Frau auf ein etwaiges enges Becken oder ein sonstiges Geburtshinderniss zu untersuchen, rieth er dem Ehemann nur, alsbald sich einen lebenden Hasen zu besorgen, mit diesem im Arm um die kreissende

Frau herumzugehen und dann den Hasen laufen zu lassen. Diese eine Probe seiner ärztlichen Wirksamkeit würde schon genügen, um Apollonius als Charlatan schlimmster Sorte zu kennzeichnen; hören wir nun noch, dass er auch ohne Anstand Todte erweckte, so wird uns wohl Niemand eines ungerechten Urtheils zeihen, wenn wir den von den Heiden als Gott verehrten Philosophen für einen Magier bösester Sorte ansprechen.

Um nun für sein Ansehen die richtige Folie zu gewinnen, legte sich Apollonius noch allerhand geheimnissvolle Kräfte bei. So behauptete er z. B., alle Sprachen sprechen zu können, ohne sie je gelernt zu haben. Ja dieses philologische Talent erstreckte sich sogar bis auf die Thiersprachen, die er zu beherrschen vorgab. Dass er bei solchen ihm verliehenen Kräften auch die Zukunft zu kennen behauptete und genau wusste, was an den verschiedensten Punkten der Erde zur selben Zeit passirte, wird kaum noch unsere Verwunderung erregen.

Uebrigens suchte er auch durch Lebensweise und Kleidung sein Handwerk eines Gottmenschen darzuthun. So ging er stets in weissen linnenen Gewändern mit langwallendem Haar, gefolgt von Anhängern umher. Er ass nie Fleisch, trank nie Wein und verschmähte die Liebe. Allein im letzten Punkt scheint er doch nicht so ganz tactfest gewesen zu sein; wenigstens werden ihm verschiedene erotische Abenteuer nacherzählt.

Höchst amüsant ist auch die Art und Weise, wie Apollonius in Indien einen Dämon austrieb. Kam da eine Frau jammernd und klagend zu dem medicinischen Wunderthäter und bat ihn, ihren sechszehnjährigen Sohn von einem bösen Dämon zu befreien. Flugs gab ihr nun Apollonius einen an den Dämon gerichteten Brief, welcher, wie Philostratus noch besonders hervorhebt, die schrecklichsten Drohungen gegen den unnützen Geist enthielt. Ob nun der Dämon durch die Lectüre dieses Briefes zu einem Einstellen seiner höchst unziemlichen Aufführung bewogen worden sei, davon erzählt der Biograph nichts.

Da nun auch bei einem Wundermann schliesslich die Lebensuhr abläuft, so kam auch für Apollonius endlich die Zeit heran, wo er dem Irdischen seinen Tribut zu entrichten gedachte. Aber auch das Sterben wusste der Tyaner mit dem Nimbus des Ausserordentlichen zu umgeben. Er starb nämlich nicht, sondern verduftete — wenn ich mich dieses trivialen Ausdruckes einem Gottmenschen gegenüber bedienen darf — eines Tages, ohne dass man wusste, wo er denn nun eigentlich hingekommen sei. Und dies Verduften trug sich folgendermaassen zu: In Creta gab es einen Tempel der Diktynna, der von bösartigen Hunden so streng bewacht wurde, dass Niemand es wagen durfte, sich demselben zu nahen. In diesen Tempel nun trat Apollonius, ohne von den wüthenden Hunden auch nur im Mindesten belästigt zu werden. Als aber die Thüren des Heiligthums sich hinter dem Pythagoräer geschlossen hatten, da erschollen plötzlich aus den Tiefen des Tempels singende Frauenstimmen. „Geh' aus der Erde! Geh' zum Himmel!" so klang es, und mit diesen Worten war und blieb Apollonius verschwunden. Das war sein letztes medicinisches Kunststück, dass er selbst dem Tode ein Schnippchen schlug.

Die dankbare antike heidnische Welt erwies dem Apollonius göttliche Ehren. In seiner Geburtsstadt Tyana wurde ihm auf kaiserliche Kosten ein Tempel errichtet, und allerorten stellten die Priester die Bildsäule des ohne Sterben aus der Welt geschiedenen Philosophen auf. Ja selbst der Kaiser Alexander Severus errichtete dem Apollonius in seinem Lararium, will sagen in seiner Hauskapelle, •eine Statue. Und damit hat der medicinische Aberglauben einen Triumph gefeiert, wie er einem zünftigen Mediciner noch zu keiner Zeit beschieden gewesen ist.

Den Höhepunkt erreichten diese theosophischen Phantastereien im Neuplatonismus, welcher am Ausgang des zweiten nachchristlichen Jahrhunderts von dem in Alexandrien lebenden Sackträger Ammonius (175—242) begründet und von Plotinus (204—269) weiter ausgebaut wurde. Für die Medicin gewinnt dieses religionsphilosophische System dadurch ein ganz besonderes Interesse, dass es einmal die physikalisch-mechanische Auffassung des Krankheitsbegriffes unbedingt ablehnt und statt seiner eine theistische Auffassung des Krankseins gelten lassen will und dass es in weiterer Consequenz dieser Stellungnahme die Krankenbehandlung durch Berufsärzte verwirft.

Was zuvörderst die theistische Auffassung des Krankseins anlangt, so gründete sich dieselbe auf die Annahme, dass das Universum mit einer Unzahl von Dämonen erfüllt sei, d. h. also von Geistern, welche zwar wesentlich höher als wie der Mensch, aber tiefer als Gott organisirt sein sollten. Und so ein Dämon sollte nun der Spiritus rector für alle irdischen Geschehnisse sein; besonders wurden ihm alle üblen Ereignisse angekreidet. „Ὅτι αὐτοὶ αἴτιοι γιγνόμενοι τῶν περὶ τὴν γῆν παθημάτων, οἷον λοιμῶν,

58 Cap. IV. Welchen Einfluss hat die Philosophie anf Form

ἀφοριῶν, σεισμῶν, αὐχμῶν καὶ τῶν ὁμοίων", so sagt Porphyrius (De Abst., Lib. II, § 40). Da hiernach also die Dämonen auch ihr unziemliches Spiel mit dem Befinden des Menschenleibes trieben, so konnte Schutz gegen sie nicht vom Berufsarzt, sondern nur von Einem erwartet werden, der mit allen Schlichen und Kniffen jener bösen Geister gar wohl vertraut und darum auch allein befähigt war, ihnen ihr frivoles Benehmen gründlichst anzustreichen. Diese Bändigung der Dämonen konnte nun aber in recht verschiedener Weise geschehen. Porphyrius zählt drei Methoden auf, mittelst deren man einen Einfluss auf die Dämonenschaar gewinnen könne.

Das erste und vornehmste Verfahren, die Theosophie, suchte die innigste Vereinigung mit Gott zu erreichen. Gebet, möglichste Abweisung aller auf das Irdische gerichteten Gedanken und Versenkung in Gott sollten die Mittel sein, vermöge deren man gewisser göttlicher Kräfte theilhaftig werden konnte. Solch ein Begnadeter war dann befähigt, unheilbar Kranke, wie Blinde, Taube, Lahme im Handumdrehen gesund zu machen, und auch die Macht, Todte wieder zum Leben zu erwecken, war ihm verliehen. Doch stellte die Erwerbung derartiger aussergewöhnlicher Kräfte auch einige recht fatale, rein irdisch geartete Forderungen. Der betreffende Candidat musste sich nämlich des Fleischgenusses und vor Allem der Frauenliebe enthalten. Ob diese denn doch etwas heiklen Ansprüche nicht doch so Manchen abgehalten haben mögen, sich der Laufbahn eines notorischen Wundermannes zu widmen, davon lassen die Stützen des Neuplatonismus, wie Plotinus, Porphyrius, Damascius, Jamblichus nichts verlauten, wie auch darüber nicht, ob sie selbst dem Fleisch und dem Weib ganz entsagt haben mögen.

Die zweite Methode, etwaigen üblen Einflüssen der Dämonen zu begegnen, war die Theurgie. Bei ihr wurden die guten Dämonen durch Gebet und Opfer beeinflusst, eine Krankheit oder irgend ein anderes Unglück zu verhüten.

Das dritte Verfahren, die Goëtie, suchte durch Beschwörungen oder allerhand mystischen Hokuspokus die bösen Dämonen zu verscheuchen. Dieses mystische Beiwerk bestand meist in dem Plappern irgendwelcher möglichst nichtssagender Worte. Je inhaltsloser und unverständlicher diese Worte klangen, um so wirksamer sollten sie nach der Versicherung des Jamblichus sein; besonders wenn sie morgenländischen Sprachen entlehnt waren. Denn, so meint Jamblichus, die morgenländischen Sprachen seien doch nun einmal die ältesten und darum den Göttern angenehmsten Sprachen. So wurden denn am Bett des Kranken die unsinnigsten Worte hergeleiert und, zur grösseren Sicherheit noch auf Täfelchen geschrieben, dem Patienten um den Hals gehängt. Besonderen Ansehens erfreute sich das magische Wort „Abrakadabra". Man schrieb dasselbe in elf untereinander stehenden, um je einen Buchstaben verkürzten Zeilen, welche dann die Figur eines gleichseitigen Dreiecks bilden mussten. Ein so beschriebenes Täfelchen trug der Kranke als Amulet. Vielleicht ist dieses wunderthätige Wort aus dem Wort Abraxas entstanden, mit welchem der Gnostiker Basilides den Inbegriff der von ihm angenommenen 365 Offenbarungsformen der Gottheit bezeichnen wollte. Doch sind auch noch mannigfache andere Deutungen für dieses medicinische Zauberwort im Gebrauch. (Vergl. Häser, Band I, S. 433.) Auch kamen uralte, noch aus den frühesten Perioden des Griechenthums stammende magische Worte jetzt wieder zu Ehren. So bediente man sich zur Verscheuchung der Krankheiten gern gewisser Worte, welche aus dem Tempel der Artemis in Ephesus stammen sollten und die lauteten: ἄσκι, κατάσκι, λίξ, τετράξ, δαμναμενεύς, ἄισσον. Nach der Erklärung des Pythagoräers Androcydes war der Sinn dieser Worte: Finsterniss, Licht, Erde, Jahr, Sonne, Wahrheit. Uebrigens suchte man derartige magische, mit Heilkraft ausgestattete Worte auch direct von den Dämonen zu beziehen. Man bediente sich hierzu kleiner Kinder, von denen man annahm, dass die Dämonen besonders gern in ihnen hausten und sich durch ihren Mund vernehmen liessen. Sothane Kinder spielten also eine ähnliche Rolle, wie bei den heutigen Spiritisten ein Medium. Das sinnlose Zeug, was so ein Kind schwatzte, galt als unmittelbare Kundgebung irgend eines Dämonen und wurde deshalb zur Bannung krankheitsbringender Dämonen benützt. Uebrigens fand dieser sinnlose Unfug, der mit Buchstabe und Wort von den Neuplatonikern getrieben wurde, auch bei den Berufsärzten in gewissem Sinne Eingang. Es war nämlich bei den Aerzten allmählich ein sehr verbreiteter Gebrauch geworden, all' den verschiedenen Pflastern und Salben, Pulvern und Pillen allerlei hochtrabende Namen zu geben. Man braucht bloss einen Blick auf den antiken Heilmittelschatz zu werfen und man wird dort den wunderlichsten Namen begegnen. Dass mit Vorliebe ägyptische und babylonische Ausdrücke gewählt wurden, erwähnt bereits Galen tadelnd (de simpl. medicamentorum facult. Lib. VI, Vorrede).

Mit dem also beschaffenen Apparat trieben die Neuplatoniker nun ganz flott ihre Krankenbehandlungen; und zwar thaten dies nicht etwa bloss die untergeordneten Geister, sondern selbst die Führer der ganzen Bewegung zogen die Bannung der Krankheit mittelst allerlei magischer Formeln jeder anderen, vornehmlich aber der berufsärztlichen vor. So erzählt uns z. B. Eunapius aus Sardes (um 400) (Leben des Porphyrius, Seite 18) dass Plotinus, einer der begabtesten Neuplatoniker, sich als medicinischer Wundermann wiederholt bewährt habe, wie dies z. B. sich in ganz auffallender Weise bei der Krankheit des Porphyrius gezeigt habe. Als nämlich Porphyrius, ein Lieblingsschüler des Plotinus, einst eine Reise durch Sicilien machte, erkrankte er lebensgefährlich; ja nach der Darstellung des Eunapius lag er eigentlich bereits in den letzten Zügen. Da erschien Plotinus und machte durch magische Worte den Sterbenden auf der Stelle gesund. Uebrigens scheint Plotinus doch nicht nur mit wunderthätigen Worten operirt, sondern sich auch noch allerhand anderer Zaubermittel bedient zu haben, so z. B. geheimnissvoller Figuren ($\sigma\chi\dot{\eta}\mu\alpha\tau\alpha$ Villoison, Anecd. graeca, Band II, Seite 231). Uebrigens soll Plotinus einen eigenen, nur ihm zur Verfügung stehenden Dämon besessen haben, mit dessen Hülfe er auch noch allerlei andere Wunder, wie z. B. Prophezeihen ausübte.

Porphyrius, nächst Plotinus vielleicht der Hervorragendste unter den Neuplatonikern, wollte sogar von den Dämonen selbst gelernt haben, auf welche Weise man die den Körper krankmachenden Dämonen schnell und sicher vertreiben könne. Chaldäische und hebräische Worte und Gesänge sollten nach ihm allen jenen Unholden in der promptesten Weise den Weg weisen. Ja der Philosoph Alexander aus Abonoteichos in Paphlagonien glaubte sogar einer Italien verheerenden Pest nicht besser begegnen zu können, als wenn er den Spruch:

„Phöbus, das Haar ungeschoren, vertreibt das Gewölk der Krankheit"
an den Thüren der heimgesuchten Städte und Dörfer anschlagen liess.

So hatte denn also das letzte grosse System, zu welchem sich die antike Philosophie noch aufgerafft hatte, für die Medicin das recht betrübende Resultat einer ganz bedeutenden Erstarkung des Aberglaubens. Und zwar war diese Kräftigung des medicinischen Aberglauhens keineswegs eine vorübergehende, sondern sie erwies sich als eine ungemein lebenskräftige. Ja man kann dreist sagen, dass von jetzt an der Aberglauben überhaupt nicht mehr aus unserer Wissenschaft verschwunden ist. Besonders trug hieran die Stellung schuld, welche das Christenthum zu der Dämonenlehre und den sonstigen Phantastereien des Neuplatonismus einnahm.

Anfänglich stand das junge Christenthum widerstandslos in dem Bann des antiken Dämonenwahnes. Ohne irgendwelche Aenderungen mit demselben vorzunehmen, hatte es diese Irrlehre sich zu eigen gemacht und aus ihr auch dieselben medicinischen Consequenzen abgeleitet, wie sie schon das Heidenthum gezogen hatte. Das neue Testament zeigt uns in zahlreichen Beispielen, dass man den festen Glauben hatte, überirdische Wesen, d. h. Dämonen, seien des Oefteren die Ursache körperlicher Erkrankung. Und da Christus und seine Jünger Heilungen solcher Kranker oft genug ausgeführt haben, so muss eben der Glauben an Dämonen und ihre Beziehungen zur Pathologie unter den damaligen Christen ein ganz allgemein verbreiteter gewesen sein. Solches bekunden übrigens auch die Kirchenväter, in deren Schriften der Glauben an Dämonen und an durch Dämonen hervorgerufene Krankheiten unumwunden anerkannt wird. Justinus der Märtyrer, Tatian, Tertullian, Origenes, Aurelius Augustinus, sie alle wissen von Dämonen und ihrer Macht über den menschlichen Körper zu berichten. (Man vergl. Harnack, Cap. V, 68 ff., wo diese Verhältnisse in lichtvollster Weise zur Darstellung gelangen.) So sagt z. B. der heilige Augustinus (Cap. V, § 9, Abschnitt 5, Seite 607): „Accipiunt (scilicet daemones) enim saepe potestatem et morbos inmittere et ipsum aerem vitiando morbidum reddere".

Aber nicht genug damit, dass das junge Christenthum die heidnische Dämonenlehre unverändert aufnahm, so steigerte es gerade die praktisch-medicinische Seite dieses Wahnes noch in höchst bedauerlicher Weise. Denn unter dem Einfluss der christlichen Lehre entwickelte sich aus dem Dämonenglauben eine epidemische Geistesstörung, welche 2—3 Jahrhunderte uneingeschränkt herrschte und im späteren Mittelalter dann nochmals erwachte, um sich zu einer der fürchterlichsten Verirrungen des menschlichen Verstandes, zu dem Hexenglauben, auszuwachsen.

Die epidemische Geistesstörung nun, zu welcher die christliche Lehre den Dämonenglauben steigerte, bestand in der acut sich bemerkbar machenden Vorstellung, von einem Dämon besessen zu sein. Unter wilden Exaltationen, unter krampfartigen Anfällen setzte die Störung ein, und da sie nicht allein in ungezählten Fällen auftrat, sondern auch ansteckend wirkte, so darf man ungescheut die Besessenheit der drei ersten christlichen Jahrhunderte eine epidemische Krankheit nennen. Es war eine Krankheit, deren geistigen Gehalt eine Mischung von überhitztem religiösem Gefühl und ungezügeltem medicinischem Aberglauben bildete. Welchen Umfang die Besessenheit in den ersten christlichen Jahrhunderten angenommen hatte, geht daraus hervor, dass eine Menge berufener und unberufener Personen sich mit der Heilung derselben befasste. Zunächst besassen die meisten Christengemeinden einen Dämonenbeschwörer, Exorcisten, von Amtswegen. Es scheint dieser Stand der Exorcisten eine eigene Klasse der Kirchenbeamten gebildet zu haben. Denn da nach der christlichen Auffassung alle Heiden in der Gewalt böser Geister waren, so mussten diese Dämonen bei jeder Taufe erst gründlichst ausgetrieben werden, und so hatte sich denn die Einrichtung eines besonderen, die Dämonen austreibenden Kirchenbeamten als durchaus erforderlich erwiesen; besonders als noch vom 4. Jahrhundert an der Exorcismus auch bei der Kindertaufe eingeführt worden war. Uebrigens tragen die katholischen Geistlichen des dritten niederen Weihegrades auch heute noch den Namen „Exorcisten".

Die christlichen Exorcisten bedienten sich bei ihren Beschwörungen nur des Gebetes und des Namens Christi. Diese beiden Factoren sollten genügen, den Kranken von seinem Wahn zu heilen, und sie bewirkten dies in der That auch. Warum sie die Heilung vollbrachten, das hat Harnack (Cap. V, Seite 70 u. 71) in sehr treffender Weise auseinandergesetzt, indem er sagt: „Nicht das Gebet heilt, sondern der Beter, nicht die Formel, sondern der Geist, nicht der Exorcismus, sondern der Exorcist. Nur wo die Krankheit, wie wir das von nicht wenigen Fällen des 2. Jahrhunderts voraussetzen müssen, epidemisch und fast gewöhnlich geworden ist, ja sogar etwas Conventionelles bekommen hat, da genügen auch conventionelle Mittel. Der Exorcist wird zum Magnetiseur, wohl auch zum betrogenen Betrüger. Aber wo eine starke Individualität vom Dämon des Schreckens um sich selber betrogen wird und die Seele wirklich erschüttert ist durch die Macht der Finsterniss, die sie besitzt und der sie doch bereits entfliehen will, da muss ein starker heiliger Wille von aussen den gebundenen Willen befreien. Dort und hier handelt es sich um das, was man aus Verlegenheit in neuerer Zeit Suggestion nennt; aber anders suggerirt der Prophet, anders der professionelle Exorcist."

Neben diesen beamteten christlichen Exorcisten betreiben nun noch eine stattliche Menge anderer berufener wie unberufener Leute das Gewerbe des Dämonenbeschwörers. Die Zauberer und Magier, welche mit der Heilung der Besessenheit sowie aller anderen Krankheiten ihr Unwesen trieben, arbeiteten unter allerlei mystischen Zeichen und Ceremonien. Und sie haben gewiss ein glänzendes Geschäft gemacht; denn wer auf den Aberglauben und die Dummheit der Menschen speculirt, der ist noch immer gut abgeschnitten. Das lehrt uns das moderne Kurpfuscherthum auf's Beste. Neben diesen Heilkünstlern gab es aber noch andere Dämonenbeschwörer und medicinische Wundermänner, die ihr Gewerbe keineswegs um schnöden Mammons willen betrieben, sondern ausschliesslich aus ethischen Gründen. Es waren dies eben die Angehörigen der verschiedenen theosophisch-philosophischen Secten, welche in den ersten christlichen Jahrhunderten ihr Wesen trieben und von denen wir auf den vorstehenden Seiten bereits eingehend gesprochen haben.

So sehr nun auch die Christen darauf Bedacht nahmen, ihre nur mit Gebet und der Anrufung Christi arbeitenden Exorcisten in schroffen Gegensatz zu allem Zauberwerk zu stellen, so vermochten sie doch auf die Dauer eine Vermischung der christlichen Lehren mit denen der Philosophie nicht hintanzuhalten. Unter dem Einfluss des Saturninus, Basilides, Karpokrates fanden all' die verschiedenen philosophischen Phantastereien von den Neben-, Zwischen- und Untergöttern und ihrem Einfluss auf die Geschicke des Menschen Eingang in die reine und einfache Lehre Christi. Die Zeit, vor der Paulus die jungen Christengemeinden so eindringlich in der Epistel an die Colosser (Cap. 2, Vers 8) mit den Worten gewarnt hatte: „Sehet zu, dass euch Niemand beraube durch die Philosophie und lose Verführung nach der Menschen Lehre und nach der Welt Satzungen und nicht nach Christo" war schliesslich doch erschienen, und vom 3. Jahrhundert an vollzieht sich immer inniger die Verquickung des reinen Evangeliums mit philosophischen Speculationen und Phantastereien. Und damit war der Grund gelegt zu jenem religiös-mystischen System, das während des ganzen Mittelalters und selbst noch über die Zeit der Renaissance hinaus, wie ein ertödtender Alp auf der Menschheit lastete und nicht allein jeden Fortschritt von Haus aus erstickte,

Cap. IV. Welchen Einfluss hat die Philosophie auf Form

sondern auch jeden Zweig der menschlichen Erkenntniss mit dem fürchterlichsten Aberglauben und dem crassesten Mysticismus erfüllte. Und so geschah es auch der Medicin. Ja sie hatte vielleicht unter dem Bündniss, welches das Christenthum mit den phantastischen Lehren der philosophischen Schulen eingegangen war, am Meisten zu leiden, wie wir das sofort sehen werden.

Die antike Dämonenlehre hatte nämlich unter dem Druck der christlich-philosophischen Mystik gewisse Abänderungen und Wandlungen durchgemacht, welche gerade für das körperliche Verhalten des Individuums von Wichtigkeit waren und demgemäss in den medicinischen Anschauungen vielfach zum Ausdruck kommen mussten und thatsächlich auch kamen. Man glaubte nämlich, dass jeder Mensch einen guten und einen schlechten Dämon von Geburt an zugetheilt erhielte. Der gute hielt seine Hand schützend über seinen irdischen Pflegebefohlenen, während der böse Dämon nur auf die Gelegenheit lauerte, dem Menschen etwas Uebles zuzufügen und vor Allem in der Aetiologie der Erkrankungen das massgebende Princip bildete. Allerdings scheinen die bösen Dämonen denn doch nicht mehr so nach freiem Belieben mit der Gesundheit des Menschengeschlechtes haben schalten und walten dürfen, wie früher. Gott bediente sich ihrer jetzt hauptsächlich als Vollstrecker von allerlei Strafen, die er dem Menschengeschlecht wegen dieser oder jener Verfehlungen zugedacht hatte. So erzählt z. B. der Kirchenvater Anastasius (Sprengel, Band II, Seite 210), dass deshalb so viel Aussätzige und Gebrechliche unter den Christen seien, weil Gott über den Luxus der Gemeindemitglieder ergrimmt, den bösen Dämon der Krankheit über sie geschickt habe. Und der Zorn Gottes blieb von nun an bis tief in die neuere Zeit hinein als wirksames Princip der Pathologie in vollster Geltung. Ja selbst heut giebt es noch genug Menschen, die in den körperlichen Gebrechen der Menschheit nicht natürliche, sondern übernatürliche und ausserirdische Factoren thätig glauben.

Die Vorstellung von den guten und bösen Dämonen nahm nun aber insofern schliesslich einen specifisch christlichen, allerdings an die altbabylonische Vorstellung sich stark anlehnenden Charakter an, als an Stelle der guten Dämonen Engel und Heilige traten, die Gestalten der bösen Geister aber sich zu der Figur der Teufels verdichteten. Und Beide, Heilige wie Teufel, sollten von jetzt an nicht mehr aus dem Bereich unserer Wissenschaft verschwinden. Allerdings ist ja wohl die allgemeine Anerkennung, welcher sie sich während des Mittelalters und auch noch während eines guten Theiles der neueren Zeit erfreuten, heutzutage verloren gegangen, aber es giebt noch immer genug Kreise unseres Volkes, in denen man die medicinische Rolle der Heiligen wie des Teufels auf das Bereitwilligste anerkennt.

Was für therapeutische Leistungen man während des Mittelalters den Heiligen nachsagte, haben wir bereits an einer anderen Stelle dieser Untersuchung (§ 8, Seite 35 ff.) auseinandergesetzt. Hier wollen wir uns nur noch ein wenig mit dem Einfluss beschäftigen, welchen der christliche Nachfolger der antiken bösen Dämonen, der Teufel, auf die medicinischen Anschauungen aller Stände des Volkes ausgeübt hat. Und dieser ist ein über die Maassen grosser. Der Teufel und die ihm untergebenen höllischen Geister galten als anerkannte Störenfriede des leiblichen Wohlbefindens der Menschheit. Die Krankheit in den verschiedensten Formen war ihr Werk, zu dem sie sich entweder aus ureigenster Bosheit entschlossen hatten oder zu dem sie durch allerlei magische Künste schlechter Menschen bewogen worden waren. Besonders diese letztere Thätigkeit des Teufels erfreute sich während des ganzen Mittelalters und während eines guten Theiles der neueren Zeit einer unbestrittenen Glaubwürdigkeit, und die Phantasie der damaligen Menschheit war geradezu unerschöpflich im Erfinden von allerlei Schandthaten, die der Teufel theils aus eigenem Antrieb, theils durch Beschwörungen herbeigerufen, ausführen konnte. Wer diese Wahnvorstellungen gründlichst kennen lernen will, der lese einmal das Werk des um das Jahr 1225 in dem rheinischen Cistercienserkloster Heisterbach lebenden Mönches Cäsarius. Uns interessiren hier natürlich nur die medicinischen Thaten, welche der Teufel auszuführen allzeit bereit war. Jedes einzelne Organ, so lehrt die Geschichte des medicinischen Aberglaubens, konnte der durch allerlei magische Künste herbeigelockte oder aus eigener Lust herbeigeeilte Teufel in einer für den Besitzer desselben höchst unangenehmen Weise beeinflussen. Und dabei begnügte sich der Höllenfürst und seine Schaaren nicht etwa nur damit, diesen oder jenen Sterblichen zu zwacken und zu plagen, sondern gar oft betrieb er das Geschäft im Grossen. Er stürzte sich dabei sofort auf die Bevölkerung eines ganzen Landes und machte krank und siech, wen er gerade erwischen konnte. So galt z. B. die grosse Veitstanz-Epidemie des 14. Jahrhunderts für Teufelswerk, und die Geistlichen waren eifrigst dabei, mittelst Weihwedel und Beschwörungsformeln jene Teufelsseuche zu vertreiben.

Das Geschlechtsleben der Männer wie der Frauen bot aber dem Teufel und seinen höllischen Genossen ein ganz besonders fruchtbares Feld der Thätigkeit. So war es ein beliebter Kniff des Höllenfürsten und der ihm unterstellten Dämonen, dass sie die Gestalt des Ehemannes oder des Geliebten dieses oder jenes weiblichen Wesens annahmen und nun unter dieser Maske sich alle die Freiheiten erlaubten, die nur dem Ehemann gestattet sein sollen. Der in dieser Rolle auftretende höllische Geist wurde Incubus genannt. So erzählt z. B. Hinkmer von einer Nonne, die arg von solch' einem höllischen Buhlgenossen in Anspruch genommen wurde und nur durch priesterliche Hülfe endlich von ihm befreit werden konnte. Aber es gab auch weibliche Angehörige der Hölle, welche dieselbe Rolle dem männlichen Geschlecht gegenüber spielten, wie sie der Incubus dem Weibe gegenüber durchführte. Ein solches buhlerisches Weib der Hölle hiess Striga oder Lamia. (Man vergl. Hansen, Seite 14 und 72.) Diese liebebedürftigen Unholdinnen der Hölle machten selbst vor notorischen Heiligen nicht Halt. So wird z. B. noch heut in dem Kloster San Benedetto bei dem italienischen Städtchen Subiaco ein Rosenbusch gezeigt, in den sich der heilige Benedict nackt geworfen hatte, um der unheiligen Versuchung Herr zu werden. Und was der heilige Antonius von Padua mit den höllischen Weibern auszustehen hatte, das weiss ja männiglich zur Genüge. Was es mit diesen Versuchungen für eine Bewandtniss gehabt hat, wissen wir Aerzte aber hinlänglich. Sie sind ganz gewiss und thatsächlich an jene Nonne, von der Hinkmer zu berichten weiss, sowie an den heiligen Benedict und den heiligen Antonius herangetreten, nur waren es nicht des Teufels Buhlerinnen, sondern es waren die Aeusserungen eines unterdrückten und missachteten Naturtriebes, welche in Form wollüstiger Bilder vor den Augen jener den irdischen Genüssen entrückten Personen ihr Spiel trieben. Denn die Natur macht auch vor den Heiligen nicht Halt, und auch für sie gilt genau wie für jeden irdisch gesinnten Weltmenschen das alte Wort: Naturam expellas furca tamen semper recurret.

Schliesslich nahmen diese Uebergriffe, welche sich der Teufel mit seiner höllischen Gefolgschaft in Sachen der Liebe herausnehmen sollte, aber doch allgemeine und recht bedenkliche Formen an, ja gaben sogar Veranlassung zu weit ausgesponnenen Rechtsfragen. Man war nämlich auf die Vorstellung gekommen, dass der Teufel nicht bloss unnatürliche Liebe zwischen irgend welchen Männern und Frauen hervorrufen könne, sondern dass es ihm unter Umständen auch ganz ausnehmendes Vergnügen bereite, eine schon geschlossene Ehe dadurch gründlichst zu vereiteln, dass er den Mann impotent mache. Maleficium war der Terminus technicus für dieses für den Ehemann wie für die Ehefrau gleich betrübliche Ereigniss, und über die rechtlichen Folgen dieser impotentia ex maleficio haben die mittelalterlichen Theologen, Philosophen und Juristen die gelehrtesten Commentare geschrieben. Man stritt hin und her, ob diese Art von Impotenz eine rechtliche Veranlassung zur Trennung der Ehe, die doch eine Einrichtung Gottes sei, abgebe oder nicht; wie man auch die Gründe, aus denen Gott dem Teufel gestatte, ein so sträfliches Spiel zu treiben, in ernsthaftester und gar gelehrter Weise untersuchte. Wer sich für diese Frage der impotentia ex maleficio interessirt, der möge die ausgezeichnete Darstellung lesen, welche genannte Materie durch Hansen (Cap. 3) gefunden hat.

Bisweilen gab die impotentia ex maleficio, d. h. also eine der tollsten Blüthen des medicinischen Aberglaubens, auch zu weitausgreifenden Skandalprocessen Veranlassung. So war dies der Fall bei dem schmählichen Ehescheidungshandel, der um das Jahr 860 zwischen dem König Lothar II. und seiner Gemahlin Teutberga sich abspielte. Lothar sollte, so erzählte man sich, durch höllische Künste seiner Konkubine Waldrada seiner Potenz vollständig verlustig gegangen sein. Was aber gerade eine Concubine zu einem derartigen Schritt, der doch ihre Existenzberechtigung in den Augen ihres Liebhabers arg discreditiren musste, veranlasst haben kann, wird gewiss einem Jeden so ohne Weiteres nicht klar sein. Aber die damalige Zeit fand schnell genug die Erklärung für diese unerklärliche Thatsache. Man meinte nämlich, Waldrada habe nur aus Eifersucht und Eigennutz so gehandelt, um die Ehe zwischen dem König und seiner Gemahlin zu lösen. Wäre nur erst dieser Schritt gethan, so würde die Buhlerin durch Beseitigung der von ihr vorgenommenen zauberischen Beschwörungen schon dafür gesorgt haben, dass der Fürst von dem fatalen Zustand der Impotenz bald wieder erlöst worden wäre. Allein Waldrada hatte ihre Rechnung ohne den Wirth, das will in diesem Fall hier sagen, ohne Hinkmar, den Erzbischof von Rheims, gemacht. Denn dieser, ein in allen kirchlichen, politischen und diabolischen Angelegenheiten äusserst gewandter Herr, so ein rechter, geistlicher Kampfhahn, unterzog alsbald die Impotenz seines königlichen Herrn einer sehr eingehenden Untersuchung. In einer umfassenden Denkschrift betrachtete er die fürstliche Impotenz nach ihren rechtlichen, theologischen, philosophischen, moralischen und allerlei sonstigen Seiten. Eine solche Macht war der medicinische Aberglauben also bereits geworden, dass des heiligen römischen und deutschen Reiches Oberhaupt es sich ruhig gefallen lassen musste, dass man seine potestas in Venere einer öffentlichen Discussion unterzog.

Aber es sollte noch viel besser kommen. Denn als so etwa um das 13. Jahrhundert die Scholastik die Herrschaft über das menschliche Denkvermögen vollkommen an sich gerissen hatte, und alle Wissenschaften nur in scholastischem Sinne betrieben werden durften, da verlor die Medicin jede Beziehung zu den thatsächlichen Verhältnissen vollkommen. Sie wurde von der Natur, ihrer grossen Lehrerin, gänzlich losgelöst und in die Spitzfindigkeiten einer entgleisten Philosophie rettungslos verstrickt. Ihre ausschliessliche Thätigkeit beruhte jetzt nur in dem Studium der Alten, aber nicht etwa in jenem Studium, welches den geistigen Inhalt der antiken Medicin sich zu eigen gemacht hätte, sondern in einem Studium, welches am Buchstaben hing. Jeder Ausspruch der Alten wurde, unbekümmert darum, was die Natur dazu sagen mochte, zum Dogma erhoben, und der war der beste Arzt, welcher in diesen Dogmen am besten Bescheid, sie in der spitzfindigsten Weise zu deuten wusste. Dafür, dass die Alten nur dadurch Werth und Bedeutung erlangen, dass sie mit dem Gradmesser einer vorurtheilsfreien Erfahrung gemessen, an den Erscheinungen der Natur geprüft und durch voraussetzungslose Krankenbeobachtung controlirt werden, dafür hatte man jedes Verständniss verloren.

In einer mit Dogmen überladenen und zur Magd einer herrschsüchtigen Philosophie herabgewürdigten Medicin fand aber natürlich der Aberglauben einen wohl vorbereiteten Boden. Deshalb musste es denn schliesslich dahin kommen, dass die Medicin der scholastisch gefärbten Perioden des Mittelalters nichts war wie ein Wust des greulichsten Aberglaubens und Aberwitzes. Die entsetzlichste Frucht dieser Verhältnisse war dann der Hexenwahn. Und damit war der medicinische Aberglauben in ein neues Stadium getreten. Denn während er bisher ein beschränktes, mehr locales und Entstehung des medicinischen Aberglaubens ausgeübt? 69

Dasein geführt hatte und nur dem gefährlich wurde, der ihm aus Gedankenlosigkeit willig Gehör gab, artete er jetzt zu einer alle Schichten des Volkes in gleicher Weise bedrohenden geistigen Epidemie aus. Was aber diese Abart des medicinischen Aberglaubens für ein unsägliches Elend über die abendländische Welt gebracht hat, weiss ja Jeder hinlänglich, so dass wir uns ein näheres Eingehen auf diese Geschehnisse unter Hinweis auf das vortreffliche Werk von Hansen sparen können.

Das naturwissenschaftlich-medicinische Denken war nun durch die genannten Verhältnisse so von Grund aus zerstört worden, dass auch selbst dann, als zur Zeit der Renaissance die Menschheit das scholastische Joch abzuschütteln begann, die Medicin diesen Bestrebungen doch nur zum Theil gerecht zu werden vermochte. Kehrte sie auch an der Hand der Alten zur Natur zurück, so vermochte sie doch die abergläubische Vorstellung von einem stetigen Eingreifen überirdischer Mächte in den Ablauf der gewöhnlichsten körperlichen Functionen nicht loszuwerden. Die Kirche bekannte sich noch rückhaltlos zu solchen Anschauungen und sie beherrschte die Gemüther noch so vollständig, dass in diesem Punkt selbst viele im Uebrigen ganz vorurtheilsfreie Aerzte jener Zeit gehorsame Kinder der Kirche blieben. Ja selbst diejenigen, welche für die Schäden der christlichen Kirche ein offenes Auge hatten, hielten noch unbeirrt fest an jenem Dämonenglauben, wie er von den Kirchenvätern einst aus den antiken Vorstellungen heraus entwickelt worden war. So war z. B. Dr. Martin Luther ein unbedingter Anhänger jener Lehre, welche den Teufel für die Entstehung aller Krankheiten verantwortlich machen wollte. So äusserte er sich z. B.: „Keine Krankheit kommt von Gott, als der gut ist und jedermann alles Gute thut; sondern sie ist vom Teufel, der alles Unglück stiftet und anrichtet, und sich in alle Spiel und Künste menget, scheusset aus Pestilenz, Franzosen, Fieber u. s. w." Und dementsprechend glaubt er auch selbst, mit dem Teufel sich herumplagen zu müssen, sobald sein körperlicher Zustand zu wünschen übrig liess; so schreibt er, als er einmal an starkem Kopfschmerz litt, dem Kurfürsten Johann von Sachsen: „Mein Haupt ist noch ein wenig dem Feind alles Guten und Gesundheit unterworfen; der thut zuweilen einen Ritt durch mein Hirn, dass ich weder lesen noch schreiben kann", und ein ander Mal sagt er über sein Befinden: „ich glaube, dass meine Krankheiten nicht allewege natürlich sind, sondern dass Junker Satan seinen Muthwillen an mir übet durch Zauberei".

Auch für die Entstehung von Missgeburten machte man den Teufel verantwortlich; man glaubte, dass der Höllenfürst jungen Mädchen wider deren Willen zu Mutterfreuden verhülfe. Doch sollten diese Freuden sehr eigener Art sein, sintemalen aus einem Umgang mit dem Teufel ja stets nur die greulichsten Missgeburten entstehen müssten. Diese Missgeburten legte der Teufel nun anderen anständigen Leuten in's Haus, und so kämen dann die wunderlichsten Monstra zum Vorschein. Von dieser ganz erstaunlichen Verstandesverirrung vermochte sich auch Luther nicht auszuschliessen. Im Gegentheil! Er huldigte ihr mit solcher Ueberzeugung, dass, als er einst in Dessau von einer Missgeburt hörte — nach ärztlichem Urtheil handelte es sich um ein rhachitisches Kind — die bereits 12 Jahr alt geworden sei, er allen Ernstes rieth, dieses unselige Produkt teuflicher Buhlschaft in die Mulde zu werfen. (Man vergl. über die Beziehungen Luther's zum Teufel Möhsen, Band II, Seite 506 ff.)

Wenn es nun schon vom Teufel sehr unziemlich war, selbst geistliche Herren heimzusuchen, so setzte er doch seiner Bosheit dadurch die Krone auf, dass er selbst Prediger auf der Kanzel ganz ungenirt mit seinem Besuch beehrte. Solches geschah aber in Friedeberg in der Neumark im Jahr 1593. In besagtem, sonst ganz harmlosen Städtchen, fing nämlich der Teufel plötzlich in ganz unerhörter Weise zu rumoren an. An die 150 Menschen plagte er dort, und selbst in der Kirche liess er den von ihm Ergriffenen so wenig Ruhe, dass sie auch an diesen heiligen Ort allerlei Unfug trieben. Als nun der Prediger Heinrich Lemrich von der Kanzel gegen diese Teufeleien wetterte, erboste sich der Teufel über dieses Beginnen so, dass er flugs in Herrn Lemrich selbst hineinspazierte. Und nun tobte der gute Prediger auf der Kanzel genau so wie seine vom Teufel ergriffenen Gemeindemitglieder unten im Kirchenschiff.

Diese Abart des medicinischen Aberglaubens nahm aber schliesslich solchen Umfang an, dass, da ärztliche Hülfe gegen den Teufel doch nichts ausrichten konnte, auf Befehl des Consistoriums von allen Kanzeln der Mark die Hülfe Gottes gegen die genannten medicinischen Uebelthaten des Höllenfürsten von den Predigern erbeten werden musste.

Aber auch noch in anderer Weise gingen die Geistlichen jetzt gegen den Teufel in sehr energischer Weise vor. Sie legten nämlich in verschiedenen Schriften all' die Bosheiten dar, mit denen Satanas die Menschheit heimsuchen könne, auf dass männiglich sich gegen das Beginnen des Teufels, in welcher Form derselbe auch auftreten möge, schützen könne. Die erste derartige Schrift verfasste um das Jahr 1555 der churbrandenburgische Generalsuperintendent und Professor der Universität Frankfurt, Herr Musculus, und sie trug den geschmackvollen Titel: „Der Hosenteufel". Ja 1575 vermochte man in Frankfurt a/M. bereits ein Sammelwerk herauszugeben, in dem 24 verschiedene Formen, in denen der Teufel die Menschheit heimsuchen konnte, auf das Gewissenhafteste und in geziemender Breite besprochen wurden. (Möhsen, Band II Seite 426 ff.)

Von der Teufel- und Dämonenlehre vermochte sich aber die Menschheit von jetzt an nicht mehr zu befreien. Selbst in der ersten Hälfte des 19. Jahrhunderts spielt das Besessensein, dank der Thätigkeit von Justinus Kerner, eine namhafte Rolle, und die Medicin sah sich sogar veranlasst, mit dieser neu erwachten Lehre sich wieder eingehender zu beschäftigen. So that dies z. B. ein Dr. Klencke, der im Jahr 1840 ein kleines Werkchen erscheinen liess, lediglich zu dem Zweck, die Existenz von Geistern zu widerlegen.

Unsere Darstellung hat also gezeigt, in wie fruchtbarer Weise die antike wie die mittelalterliche Philosophie auf die Entwickelung des medicinischen Aberglaubens eingewirkt haben. Aber auch die neuere Philosophie hat an der Wende des 18. und 19. Jahrhunderts in die Geschicke der Medicin mächtig eingegriffen. Die aus den Lehren Schellings erwachsene Naturphilosophie verstrickte die Heilkunde wieder tief in den Mysticismus und gewährte damit natürlich auch dem Aberglauben einen wesentlichen Vorschub. Der Arzt fasste jetzt die Krankheit nicht mehr als die Folge von Störungen im Leben der Körperorgane auf, sondern er machte allerlei unfassbare Kräfte für das Kranksein verantwortlich. Die in Sünde versunkene Seele sollte das körperliche Leben aus dem normalen in den pathologischen Zustand herüberleiten. Deshalb traten nun das Gebet und der Glauben an die christlichen Dogmen wieder als Heilfactoren in Thätigkeit. Besonders war es der Münchener Kliniker Nepomuk von Ringseis, welcher derartige Lehren seinen Schülern vortrug und sie in seinem 1840 veröffentlichten „System der Medicin" zu allgemeiner Kenntniss brachte. In diesem seinem Werk sagt Ringseis: „Da die Krankheit ursprünglich Folge der Sünde, so ist es, wenn auch laut Erfahrung nicht immer unerlässlich, doch ohne Vergleich sicherer, dass der Arzt und der Kranke vor dem Heilversuch sich entsündigen lassen." Und an anderer Stelle heisst es: „Christus ist Allwiederhersteller und als solcher auch bei jeder körperlichen Heilung mitwirkend." In diesem Sinne nennt Ringseis die Sacramente „die vom Arzt aller Aerzte herrührenden Talismane und deshalb die trefflichsten aller psychischen, anregenden und umstimmenden Mittel".

So war denn also die Medicin nach fast 3 Jahrtausenden dahin zurückgekehrt, von dannen sie ausgegangen war, nämlich zu der Anschauung: dass in Pathologie und Therapie unkörperliche, überirdische Factoren die Ausschlag gebende Rolle spielen sollten. Dass es aber auch heutigen Tages noch genug Menschen giebt, die jeden Augenblick bereit sind, alle Aufklärung und allen Fortschritt mit leichtem Herzen diesem nämlichen Aberglauben auf's Neue zu opfern, das haben Mrs. Eddy und Reverend Dowie, diese modernen Vertreter des medicinischen Aberglaubens, gelehrt. Gegen derartige Rückfälle, gegen solche atavistische Neigungen giebt es nur einen Schutz, und das ist die naturwissenschaftliche Bildung. Je mehr dieselbe im Volke Verbreitung findet, um so weniger wird zu befürchten sein, dass die Irrlehren einer entgleisten Philosophie oder eines überhitzten religiösen Gefühles den medicinischen Aberglauben wieder zum Schaden der Menschheit heraufbeschwören werden.

Capitel V.
Die Beziehungen der Naturwissenschaft zum medicinischen Aberglauben.

Die Stellung, welche der Mensch durch Jahrtausende hindurch, selbst bis in die neuere Zeit hinein, der Natur gegenüber eingenommen hat, war eine derartige, dass sie der Entwickelung des Aberglaubens mächtigen Vorschub leisten musste. Denn die Erkenntniss, dass eine befriedigende Einsicht in das Wesen der Naturerscheinungen nur mittelst sachgemässer Versuche und mit Hülfe einer durch Apparate und sinnvolle Instrumente auf den höchsten Grad der Leistungsfähigkeit gebrachten Beobachtung zu gewinnen sei, ist doch eine verhältnissmässig junge. Die mit solchen Mitteln arbeitende Naturwissenschaft wird knapp 200 Jahr alt sein. Bis gegen das 18. Jahrhundert waren die Instrumente, deren sich die Naturbeobachtung bedienen konnte, doch nur in beschränktem Umfang vorhanden und liessen ausserdem noch an Leistungsfähigkeit genug zu wünschen übrig. Die Versuche, auf experimentellem Wege der Natur ihre Geheimnisse zu entreissen, steckten noch gar sehr in den Kinderschuhen. Hatten allerdings schon die Alten, wie die Schriften des Hippokrates, Galen u. A. zeigen, den Thierversuch gekannt, so wurde derselbe doch nur in dem allerbescheidensten Umfang geübt. Das ganze Mittelalter und auch die Zeit der Renaissance pflegten das naturwissenschaftliche Experiment gleichfalls nur in verhältnissmässig geringem Umfang. Was man aber in dieser langen Zeit etwa an naturwissenschaftlichen Versuchen unternahm, das galt viel weniger der Erforschung der Natur, als vielmehr wesentlich nur abenteuerlichen und abergläubischen Zwecken, wie z. B. die Arbeiten der Alchimie und Astrologie.

Bei dieser Sachlage schlichen sich aber ganz natürlich in die Naturerkenntniss eine Menge oberflächlicher, halber und schiefer Beobachtungen ein.

Aber nicht genug damit, so war auch noch die erkenntnisstheoretische Methode (man vrgl. auch § 5 Seite 24 dieser Arbeit), mittelst deren Alterthum, Mittelalter und selbst der grösste Theil der neueren Zeit die Naturwissenschaften behandelt haben, eine von Grund aus verkehrte. Man tastete sich nicht vorsichtig von Beobachtung zu Beobachtung, von Versuch zu Versuch, bis dass man endlich das allgemeine, eine Reihe von Erscheinungen zu einem einheitlichen Ganzen zusammenfassende und aus einem Punkt ableitende Princip gefunden hatte, sondern man construirte das den Erscheinungen zu Grunde liegende Princip speculativ und leitete aus ihm dann erst die Erscheinungen ab, wie dies z. B. in der Medicin die Humoralpathologie that. Und da man nun auch noch dieses speculativ gezimmerte Princip ausnahmslos auf dem für die naturwissenschaftliche Erkenntniss so gefährlichen Wege des Analogieschlusses gewann, so konnte es nicht ausbleiben, dass sich im Reich der Naturforschung bald genug die phantastichsten und abenteuerlichsten Vorstellungen breit machten. Wo aber die Naturanschauung in derartige Irrwege sich verloren hat, da kann, wenigstens für gewisse Gebiete des geistigen Lebens, eine Ent-

Cap. V. Die Beziehungen der Naturwissenschaft

gleisung unserer Erkenntniss nicht ausbleiben. Eine solche hat sich denn auch prompt genug eingestellt und das Menschengeschlecht von seinen frühesten Tagen bis in die Neuzeit hinein nicht mehr verlassen. Occultismus, Mysticismus, und wie die verschiedenen Formen des Aberglaubens heissen mögen, sind auf den Irrpfaden der Naturwissenschaft entsprossen. Man kann fast sagen, dass es kaum eine Abart des Aberglaubens giebt, die nicht irgendwie mit einer schiefen Naturbeobachtung oder Naturerklärung zusammenhinge. Doch können wir diesen Verhältnissen, so interessant sie auch sein mögen, hier nicht weiter nachspüren. Derartige Untersuchungen gehören in eine Geschichte des Aberglaubens überhaupt, und möge man in der so reichen einschlägigen Literatur Umschau halten, wenn man sich des Näheren zu unterrichten wünscht. Wir können hier nur auf die Beziehungen Rücksicht nehmen, die zwischen dem medicinischen Aberglauben und den Naturwissenschaften obwalten resp. obgewaltet haben. Hierbei kommt aber in erster Linie der Einfluss in Betracht, welchen die Astronomie auf die Heilwissenschaft ausgeübt hat.

Sternenkunde und Medicin haben schon in den frühesten Zeiten der menschlichen Cultur ein überaus inniges Bündniss mit einander geschlossen. Die Keilschrift-Literatur zeigt uns, dass die Versuche, die Sterne mit den menschlichen Geschicken in Verbindung zu bringen, uralte sind, dass sie bis in die altbabylonische Zeit, ja sogar bis in die sumero-akkadische Periode zurückreichen (Sudhoff, med. Woche, 1901 Nr. 41). Wie nun aber jene uralten Völker dazu gekommen sein mögen, ihre Geschicke an die Himmelskörper und ihre Bahnen zu knüpfen, darüber lässt sich Troels-Lund (Seite 28 ff.) in so klarer Weise aus, dass wir seine Darlegungen, mögen sie auch einen für ein Citat vielleicht ungewöhnlichen Umfang haben, doch hier folgen lassen wollen. Troels-Lund sagt also: „Die Schöpfungsgeschichte der Chaldäer ist auf 7 Thontafeln aufgezeichnet. Auf der fünften Thontafel heisst es: „Den siebenten Tag setzte er ein als einen heiligen Tag und gebot, dass man an ihm ruhen sollte von aller Arbeit." Warum gerade sieben? Ja, unvermerkt leuchtete die heilige Siebenzahl der Planeten durch das Schöpfungswerk. Und unvermerkt drückten sie dem ganzen Gedankengange ihr Gepräge auf. Wir stehen hier an dem entscheidenden Wendepunkte, an welchem die Planeten zum ersten Male dem menschlichen Denken einen Anstoss geben, dessen Wirkungen sich Jahrtausende lang halten sollten. Zum zweiten Male wiederholte sich dasselbe, als Kopernikus, gerade mit Rücksicht auf die Bahnen der Planeten, die heute giltige Auffassung der Welt begründete.

Denn der Gedanke an eine Weltschöpfung konnte noch zur Noth mit Sonne und Mond in ihrem regelmässigem Gange vereinigt werden. Sie waren in diesem Falle nicht weiter, wie bisher angenommen, selbstlebende Wesen und Gottheiten, sondern nur Leuchten, von dem einen mächtigen Gotte angezündet und dazu bestimmt, sich Tag und Nacht auf die einmal festgesetzte Weise unter der Kuppel zu bewegen. Aber die anderen fünf Planeten! Man brauchte nicht Chaldäer auf dem babylonischen Thurme zu sein, um sich über sie zu verwundern. Jeder, der sie auf einer Karavanenreise ein paar Nächte lang mit dem Auge verfolgt hatte, jeder, der schlaflos ab und zu versucht hatte, die Zeit an der einzigen Uhr der Nacht, der sternenbesäeten Wölbung, abzulesen, musste auf ihre Besonderheiten in Licht und Gang aufmerksam geworden sein. Sie leuchteten nicht gleichmässig, sondern bald stark, bald matt, und ganz anders als andere Sterne: röthlich, grünlich, bläulich. Und ihr Gang schritt jetzt schnell, jetzt langsam, jetzt gegen den Strom, jetzt schräg; zuweilen verschwanden sie ganz. Nicht nur dem unkundigen Beobachter mussten sie unerklärlich erscheinen, sondern in noch höherem Grade selbst dem kundigsten Chaldäer. Denn wenn auch ihre Umlaufszeiten möglicher Weise berechnet werden konnten, so spotteten ihre Bahnen doch jeder mathematischen Figur. Diese verworrenen Wege konnten nur auf eine Art erklärt werden: als Ausdruck des Willkürlichen, als Aeusserungen eines selbstständigen Lebens. In den Bahnen der Planeten lag der astronomische Beweis dafür, dass die Himmelskörper beseelt wären. Die Welt war mehr als geschaffen, sie war das Göttliche selbst in lebendiger Wirksamkeit.

Wie erweiterte und klärte sich Alles von diesem Gesichtspunkte aus! Die Welt wurde zu einer ungeheueren Halle, wo die göttliche Kraft, der göttliche Wille beständig von oben nach unten wirkte. Zu unterst lag die Welt der Elemente. In unermesslichem Abstande hiervon bewegten sich der Mond und die sechs anderen Planeten, jeder in seinem durchsichtigen Himmel. Zu oberst endlich drehte sich die Wölbung des undurchsichtigen Himmels, wo die „Sternbilder hingesetzt waren in Figuren, wie sie Thieren gleichen." (Tafel 5 Vers 2.) Anscheinend hatten diese Bewegungen nichts mit einander zu thun, und doch war es die sie von oben her durchströmende Kraft, welche die Welt der Elemente in Bewegung versetzte. Zeigte nicht die tägliche Erfahrung, der Aufgang jener Winter, Sturm, Dürre etc. Die Vorgänge auf der Erde spiegeln so nur ab, geben wieder den Gang der göttlichen Himmelskörper und den göttlichen Willen. Aber ihre Art zu wirken ist verschieden. Sonne und Mond spinnen mit ihren regelmässigen Bahnen gleichsam die festen Längs- und Querfäden; die fünf anderen bewirken das Wechselvolle, das scheinbar Zufällige. Alle sieben im Verein spinnen mit ihrem Gang über den Himmel die Fäden des Schicksals; lautlos weben sie das Muster des Erdenlebens. Von ihnen hängen nicht nur Sommer und Winter, Regen und Dürre, sondern auch Leben und Tod eines jeden lebenden Wesens ab; so wie sie diese durch ihre Stellung in der Stunde der Geburt bestimmt haben, so wird es, so lebt es. Niemals wiederholen sie sich ganz genau in ihrer Stellung zu einander. Darum sind auch niemals 2 Jahre, 2 Tage, 2 Menschen, 2 Blätter vollständig gleichartig."

Soweit Troels-Lund.

So sehr wir nun auch dem, was Troels-Lund sagt, beistimmen, so meinen wir doch, dass der ausschlaggebende Factor, welcher die Menschheit dazu verleitet hat, ihr leibliches Wohl mit der Sternenwelt in engste Beziehung zu bringen, der mächtige Einfluss war, welchen die Sonne auf das leibliche Wohl aller Lebewesen ausübt. Wie diese lebenspendende Bedeutung der Sonne bei der Entstehung der uralten Gestirnreligionen einen hervorragenden Antheil hatte, so übte sie einen eben solchen Einfluss auf die Entwickelung der Astrologie aus. Denn jedem, auch dem stumpfsinnigsten Beobachter, musste es ja doch wohl klar sein, dass sein Wohlbefinden im weitesten Umfang von dem Wirken der Sonne abhängig sei. Und von dieser Erkenntniss bis zu der Vorstellung, dass auch noch andere Himmelskörper einen maassgebenden Einfluss auf alles Irdische auszuüben berufen seien, war für die alten Culturvölker nur ein kleiner Schritt. Denn grade in diesem Fall lag ja doch eigentlich der Analogieschluss einem Jeden so dicht und so verlockend vor der Nase, dass man nur zuzugreifen brauchte, um die Mächte, welche alles irdische Leben regieren, zu erhaschen und sie fein säuberlich in ein wohl ausgebautes System einzuschachteln. Da nun aber der Analogieschluss der alten Welt stets als das sicherste, nie versagende Mittel ihrer Erkenntniss gegolten hat, so wird man ihn eben auch jetzt leichten Herzens in Anwendung gebracht haben. Und so steht nach unserer Meinung die Astrologie genau so wie ein grosser Theil der antiken medicinisch-naturwissenschaftlichen Erkenntniss überhaupt auf dem trügerischen Boden des Schlusses per Analogiam.

Uebrigens wird unsere Ansicht, dass die erwärmende und belebende Kraft der Sonne eines der wichtigsten Entstehungsmomente der Sterndeuterei bilden dürfte, zunächst durch die Astrologen selbst bestätigt. So bezeichnet z. B. Ptolomäus Sonne und Mond als Quellen der den Menschen belebenden Kräfte, und das Gleiche thun Hermes und Almansor. Und dann beweist dies auch der beispiellose Erfolg, welchen die Astrologie in allen Phasen der Civilisation aufzuweisen hat. Giebt es doch kein Culturvolk, weder der alten noch der neuen Zeit, welches sich nicht den astrologischen Lehren mit vollstem Vertrauen und in unerschütterlichem Glauben hingegeben hätte. Babylonier, Aegypter, Griechen, Römer, Germanen, Romanen, kurz alle Nationen, haben sich als Gläubige der Sterndeuterei bekannt. Eine solche Uebereinstimmung der Anschauungen wäre aber bei einer so ausgesprochenen Ungleichartigkeit der religiösen und culturellen Formen, wie sie die verschiedenen Völkerschaften stets gezeigt haben, unerreichbar, wenn nicht eben ein gemeinsamer Factor auf die Vorstellungen aller Nationen in der gleichen Weise hestimmend eingewirkt hätte. Und dieser Factor war eben in der Sonne gegeben. Ein Jeder musste ja die belebende Kraft der Sonne an seinem eigenen Leibe verspüren und durch diese seine Beobachtung nun ohne Weiteres zu der Vorstellung geführt werden, dass eine ähnliche Kraft wie die Sonne auch den anderen Himmelskörpern innewohnen müsse.

Aus dieser zum guten Theil durch Analogieschluss erbrachten Vorstellung leitete man nun flugs allerlei andere Dinge her. Man meditirte, speculirte, construirte so lange, bis man allen Organen und allen Funktionen des menschlichen Körpers die erforderliche siderale Stellung gesichert hatte. So kann denn grade die Astrologie als eines der beredtesten Beispiele für die naturwissenschaftlichen Verirrungen dienen, zu denen die antike erkenntniss-theoretische Methode mit ihrem Analogieschluss und ihrem deductiven Verfahren führen musste.

Nachdem wir im Vorstehenden uns über die Entstehung der Astrologie, wenn auch natürlich nur in ganz allgemeinen Umrissen, unterrichtet haben, wollen wir nun speciell die Errungenschaften

78   Cap. V. Die Beziehungen der Naturwissenschaft

etwas näher betrachten, zu welchen die Sterndeuterei der Medicin verholfen hat. Die babylonisch-assyrische Cultur hatte bereits ein recht wohl entwickeltes, sideral-medicinisches System, wie dies die aus jenen frühen Zeiten uns überkommenen Schriftstücke erweisen. Campbell-Thompson hat jüngst aus den reichen Beständen, welche das britische Museum an Keilschrift-Täfelchen besitzt, 276 der sogenannten Kouyunjik-Collection angehörende Inschriften astrologischen Inhaltes veröffentlicht. Soweit dieselben medicinischen Inhaltes sind, hat sie Sudhoff zusammengestellt und mit einer kritischen Würdigung versehen. Es sei uns gestattet, den Inhalt einzelner dieser Keilschrift-Täfelchen, welche sich als Berichte assyrischer und babylonischer Hofastrologen an den König ergeben, mitzutheilen.

Tafel 69a sagt: „Wenn beim Sichtbarwerden des Mondes Westwind weht, so wird Krankheit herrschen in diesem Monat."

Tafel 207. Nähert sich Venus dem Sternbilde des Krebses, wird Gehorsam und Wohlfahrt im Lande sein . . . Die Kranken im Lande werden genesen. Schwangere Frauen werden ihre Niederkunft zum glücklichen Ende bringen.

Tafel 163. Wenn Merkur am 15. Monatstage aufgeht, wird es Leichen geben. Ist das Sternbild des Krebses verdunkelt, wird ein verderblicher Dämon das Land besitzen und es wird Leichen geben.

Tafel 232. Tritt Merkur in Conjunction mit Mars, werden die Pferde vom Sterben befallen werden.

Tafel 175. Wenn ein Planet erblasst in Gegenstellung zum Monde, oder mit ihm in Conjunction tritt, werden Löwen sterben.

Tafel 195. Treten Mars und Jupiter in Conjunction, so wird Viehsterben einfallen.

Tafel 117. Wenn der grössere Hof den Mond umgiebt, wird Verderben die Menschen umfangen.

Tafel 269. Wenn die Sonne verfinstert wird am 29. Tage des Monats Jypar, werden Leichen sein am ersten Tage.

Tafel 271. Eine Finsterniss der Morgenwache bewirkt Krankheit . . . Wenn eine Finsterniss sich begiebt in der Morgenwache und sie die Wache durch dauert, während Nordwind weht, werden die Kranken in Akkad genesen.

Tafel 79. Wenn den Mond ein Hof umgiebt und Regulus darinnen steht, werden die Frauen männliche Kinder tragen.

Tafel 94. Wenn Sonne und Mond . . . am fünfzehnten Tage „erhöre mein Gebet" soll er sagen . . . lasst ihn sich schmiegen zu seinem Weibe, sie wird einen Sohn empfangen.

Diese wenigen Proben lassen uns erkennen, in welche enge Beziehungen die assyrisch-babylonische Cultur das Werden und Vergehen alles thierischen Lebens zu den Vorgängen am Himmelszelt brachte. Ja, wie uns Tafel 94 zeigt, trugen die Astrologen jener Zeit sogar kein Bedenken, selbst in die intimsten Vorgänge des Ehelebens bestimmend einzugreifen. Dass bei dieser Sachlage der babylonische Arzt mit seiner praktischen Thätigkeit gar sehr auf die Aeusserungen des Astrologen Rücksicht nehmen musste, ist selbstverständlich. Vielleicht werden wir aus den zahlreich aufgefundenen Keilschrifttafeln auch über die Beschaffenheit der sideralen Therapie noch Näheres erfahren. Jedenfalls wissen wir, dass an bestimmten Tagen eines jeden Monats der Arzt chirurgische Handgriffe nicht vornehmen sollte; so waren z. B. der 7., 14., 19., 21. und 28. des Monats Schall-Elul solche für operative Maassnahmen unglückliche Tage (Oefele). Besonders eingreifend gestalteten sich diese Vorschriften für den Aderlass, eine Thatsache, auf die wir später nochmals eingehender zurückkommen werden.

Als die Cultur sodann an den Ufern des Niles weiter fortblühte, fand auch die Astrologie daselbst einen fruchtbaren Boden, und hier scheint auch der Name 'Ιατρομαθηματικοί, mit dem späterhin die Anhänger der sideralen Heilkunde gern belegt wurden, entstanden zu sein. Besonders bekannt geworden sind hier die astrologischen Krankheitsprognosen, welche der Sterndeuter von Profession Petosiris dem König Nechepso von Sais gestellt hat. Doch scheinen nach den neuesten Untersuchungen (man vergl. die ausgezeichnete Arbeit von Sudhoff, Seite 4 ff.) genannte Krankheitsprophezeihungen mit dem im 7. vorchristlichen Jahrhundert regierenden König Nechepso gar nichts zu thun zu haben; vielmehr dürfte irgend ein schlauer alexandrinischer Astrologe des 2. vorchristlichen Jahrhunderts den Namen des Königs nur als Deckmantel für seine Arbeit missbräuchlich benützt haben. Aber wie dem auch sein mag, jene Krankheitsprognosen des Petosiris besitzen doch einen sehr bedeutenden Werth, insofern sie uns einen Einblick in die Herstellungsweise solcher Vorhersagungen eröffnen.

Zuvörderst bezweckten die in Rede stehenden Prognosen nur den Ausgang einer Krankheit zu ermitteln; ob der Kranke bald oder erst nach Ablauf einer gewissen Zeit, z. B. nach 7 Tagen, genesen oder sterben würde, war alles, was Petosiris zu prophezeihen unternahm. Alle näheren Einzelheiten über Behandlung, Complicationen, Diagnose eines Krankheitsfalles fehlen noch vollkommen. Dabei stützte sich Petosiris nicht etwa nur auf den Stand irgend welcher Himmelskörper, sondern er bediente sich eines ziemlich verwickelten Verfahrens, in welchem Zahlenmystik, Onomatomantie und Astrologie die ausschlaggebenden Factoren darstellten. Um nun nach diesem System eine medicinische Vorhersage zu machen, bedurfte man zunächst eines Zahlenkreises. Es gab zwei verschiedene Arten von solchen Kreisen, einen einfachen und einen verwickelteren. Berthelot hat uns beide, und zwar in der Form, wie sie Petosiris gebraucht haben soll, mitgetheilt.

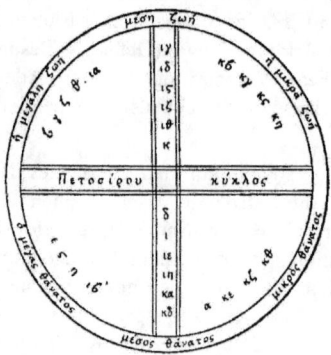

Fig. 1.
Zirkel des Petosiris.
Nach Bouché-Leclercq, Seite 539.

Der einfachere Apparat (Fig. 1) bestand aus 2 concentrischen Kreisen, von denen der kleinere in vier Quadranten getheilt war. Zwischen beiden concentrischen Kreisen standen, und zwar über dem horizontalen Durchmesser, die Worte: μέση ζωή, rechts davon: ἡ μικρὰ ζωή, links von der Vertikalen ἡ μεγάλη ζωή. Unter der Vertikalen stand: μέσος θάνατος, rechts davon μικρὸς θάνατος, und links von der Vertikalen ὁ μέγας θάνατος. Also nur Worte, welche auf die Länge und Kürze des Lebens resp. des Todeskampfes hinweisen. In den vier Quadranten des eingeschlossenen Kreises, sowie in dem vertikalen Durchmesser standen die Zahlen von 1 bis 29 in mystischer Ordnung, repräsentirend die Zeitdauer der Mondphasen. Die vorstehende Figur 1 zeigt uns diesen astrologischen Kreis des Petosiris.

Der zweite wesentlich complicirtere Apparat besteht zunächst aus drei concentrischen Kreisen. Zwischen dem ersten und zweiten Kreis stehen allerlei Worte, ähnlich wie in Figur 1. Zwischen dem zweiten und dritten Kreis und in der Vertikalen sind dann die Zahlen von 1 bis 30 in mystischer Anordnung untergebracht. Sodann sind diese drei Kreise nicht in die vier Quadranten, wie in Figur 1, sondern in acht gleiche Sectoren getheilt. Da, wo die die Sectoren bildenden Radien die Peripherie des äussersten der drei concentrischen Kreise schneiden, erheben sich Kugelcalotten, in denen wieder allerlei Worte verzeichnet sind.

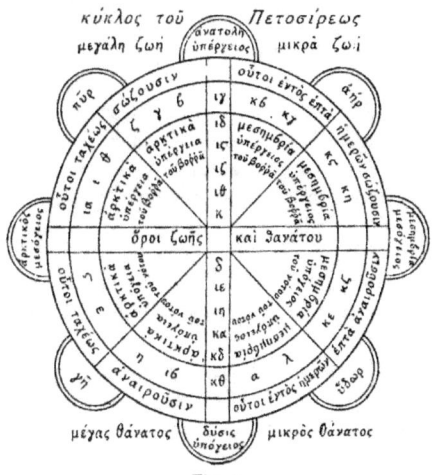

Fig. 2.
Zirkel des Petosiris.
Nach Bouché-Leclercq, Seite 540.

Wollte man nun mittelst der soeben beschriebenen Figuren die medicinische Zukunft, resp. Leben und Tod eines Menschen bestimmen, so konnte dies mit Hülfe des in Figur 1 abgebildeten Schemas in der Weise geschehen, dass man den Tag der Erkrankung, den Zahlenwerth des Namens des Kranken und die

Mondphasen addirte und das Ganze durch 29 dividirte. Die
so gewonnene Zahl suchte man nun in dem Apparat auf. Fiel
diese Zahl z. B. in den rechten oberen Quadranten, so genas der
Kranke zwar von seinem Leiden, doch war ihm ein nur kurzes
Leben beschieden; fand man sie in der Vertikalen unterhalb des
horizontalen Durchmessers, so starb der Kranke nach kurzem
Todeskampf.

Wesentlich verwickelter wie der soeben geschilderte Vorgang
war die Benützung des auf Figur 2 abgebildeten astrologischen
Apparates. Hier wurden die Zahl der Mondtage und die Zahlen-
werthe des Namens des Kranken nicht addirt, sondern jede dieser
Grössen wurde für sich besonders in dem Schema aufgesucht. Fand
sich dabei die Mondzahl am unteren, die Namenszahl aber am
oberen Ende der Vertikalen, also da wo δύσις ὑπόγειος und ἀνατολὴ
ὑπέργειος, d. h. Untergang, Unterirdisch, resp. Aufgang, oberhalb der
Erde stehend, so kam der betreffende Mensch zwar in Gefahr, ent-
ging ihr aber, resp. genas. Wurde dagegen die Mondzahl am oberen,
die Namenzahl aber am unteren Ende der Vertikalen ermittelt, so
stand die Sache für den um sein Schicksal Fragenden schlecht,
doch trat das Unglück unter dem falschen Schein eines Glückes
ein. Standen aber beide Zahlen am oberen Ende der Vertikalen,
dann hatte der Befragende nur Gutes zu erwarten; aber schlechte
Aussichten eröffneten sich, wenn beide Zahlen unter der Horizontalen auftraten.

Eine dem einfachen Apparat des Petosiris ähnliche Methode
offenbart sich uns in der sogenannten σφαῖρα Δημοκρίτου. Dieselbe
ist in dem Papyrus magica musei Lugdunensis Batavi, herausgegeben von Dietrich, enthalten. Unsere Figur 3 bringt die zu
diesem Verfahren gehörende Abbildung, wie auch die im Papyrus
sich findende griechische Gebrauchsanweisung. Wie man sieht, bedient sich das Verfahren des Demokrit einer Zahlentafel, welche
durch einen quer verlaufenden Strich in eine obere grössere und
eine untere kleinere Hälfte getheilt wird. In der oberen Hälfte stehen
in 3 vertikalen Colonnen 18, in der unteren 12 Zahlen. Wollte
man diese Tafel gebrauchen, so nahm man den Tag der Erkrankung,
den Zahlenwerth des Namens und die Mondtage, addirte diese drei
Werthe und dividirte die so gefundene Summe mit 30. Die alsdann gefundene Zahl suchte man in der Zahlentafel auf. Stand
sie über dem Strich, so wurde der Kranke gesund; stand sie
unter demselben, so erlag der Kranke seinem Leiden.

α	ι	ιθ
β	ια	κ
γ	ιγ	κγ
δ	ιδ	κε
ζ	ιϛ	κϛ
θ	ιζ	κζ
ε	ιε	κβ
ϛ	ιη	κη
η	κα	κθ
ιβ	κδ	λ

Δημοκρίτου cφαῖρα, προγνωcτικὸν ζωῆc καὶ θανάτου. γνῶθι, πρὸc τὴν cελήνην ἀνέπεcε νοcῶν καὶ τὸ ὄνομα τὸ ἐκ γενετῆc· cυμψήφιcον τὴν cελήνην καὶ βλέπε, πόcαι τριακάδεc γίνονται καὶ τὰ περιλειπόμενα τοῦ ἀριθμοῦ κατανόηcον εἰc τὴν cφαῖραν, καὶ ἂν ἡ ἄνω ἡ ψῆφοc, ζήcει, ἐὰν δὲ κάτω, τελευτήcει.

Fig. 3.

Ausser den soeben beschriebenen Methoden gab es nun noch eine grosse Menge anderer, so z. B. das System der 12 Orte, den Zirkel des Manilius, das Verfahren des mysteriösen Hermes Trismegistos, den Kreis des Ptolemäus u. a. m. Doch können wir hier auf eine genaue Würdigung aller dieser Formen nicht näher eingehen. Wer ausgiebigere Belehrung über diese Dinge sucht, den verweisen wir auf Berthelot und vor Allem auf Bouché-Leclercq.

Von ihrer morgenländischen Heimath aus wanderte dann die Astrologie und mit ihr die siderale Medicin in alle Culturgebiete der damaligen Welt.

Was zunächst das griechische und römische Alterthum anlangt, so gelangte in ihm die Sterndeuterei in allen ihren Formen zu hohem Ansehen. Selbst die bedeutendsten antiken Aerzte standen ihr, wenn sie sich auch nicht ganz rückhaltlos zur sideralen Medicin bekannten, doch wenigstens nicht ablehnend gegenüber. So finden wir im Corpus Hippocraticum, also im Hauptwerk der älteren griechischen Medicin, Stellen, welche eine mehr wie freundschaftliche Hinneigung zur astralen Heilkunde verrathen. Allerdings fehlt es daselbst auch nicht an Aeusserungen, welche wie eine directe Absage an die Astrologie klingen.

Cap. V. Die Beziehungen der Naturwissenschaft

Wir wollen im Folgenden nun zunächst einmal die Stellung, welche die hippokratische Medicin zur Sterndeuterei eingenommen hat, betrachten.

Was zuvörderst die Ablehnung der medicina astrologica durch die Hippokratiker anlangt, so lesen wir (Die alte Medicin Cap. I in der Uebersetzung von Fuchs, Band I Seite 19): „Aus diesem Grunde hielt ich auch dafür, dass sie (die ärztliche Kunst) keiner eitlen Voraussetzung bedürfe, wie unsichtbare und zweifelhafte Dinge, bei deren Besprechung man sich, wenn man eine solche versuchen wollte, einer Hypothese bedienen müsste, wie z. B. der Wissenschaft von den überirdischen oder den unterirdischen Dingen; denn wenn einer behaupten würde, er kenne die Beschaffenheit dieser Dinge, so wäre doch weder ihm, dem Vortragenden noch seinen Zuhörern deutlich, ob das Gesagte wahr ist oder nicht, weil ja nichts vorhanden ist, auf das man sich, um Gewissheit zu erlangen, beziehen könnte."

Das ist doch aber eine Absage an die mit Zaubereien oder astrologischen Phantastereien arbeitende Medicin, wie man sie sich deutlicher kaum wünschen kann. In geradezu entgegengesetztem Sinne sprechen sich dagegen verschiedene andere Stellen des Corpus Hippocraticum aus. So heisst es z. B. (Ueber Luft, Wasser und Oertlichkeit Cap. XVII in der Uebersetzung von Fuchs, Band I Seite 390): „Acht haben soll man auch auf den Aufgang der Gestirne, vorzüglich auf den des Hundsgestirns. (Gerade dieser Stern spielte in den astrologischen Krankenprognosen der Aegypter eine Rolle und wurde sogar in verschiedenen Systemen zum Ausgangspunkt der medicinischen Voraussage gemacht; so z. B. in dem Verfahren des Hermes Trismegistos.) Nächstdem auch auf den des Arcturus und weiter auf den Untergang der Plejaden, denn die meisten Krankheiten kommen in diesen Tagen zur Entscheidung. Ein Theil von ihnen nimmt zu dieser Zeit ab, ein anderer hört gänzlich auf, die übrigen aber gehen ohne Ausnahme in eine andere Erscheinungsform und in einen anderen Zustand über." In den citirten Worten tritt uns das ausgeprägte Bestreben entgegen, Prognose und Verlauf der Erkrankungen zu den Himmelskörpern in die engsten Beziehungen zu bringen. Und ganz in demselben Sinne äussert sich das II. Capitel desselben hippokratischen Buches, indem es sagt: „Wer nämlich weiss, wie der Wechsel der Jahreszeiten und der Aufgang und Untergang der Gestirne vor sich geht, der wird auch voraussehen können, wie sich das Jahr gestalten wird. Daher wird einer, welcher hiernach forscht und die Zeiten voraussieht, über jede Einzelheit genaue Kenntniss haben, sich der besten Gesundheit erfreuen und in der Kunst einen möglichst richtigen Weg einschlagen. Sollte aber einer der Ansicht sein, dass diese Fragen lediglich in das Gebiet der Himmelskunde gehören, so wird er, sobald er diese seine Meinung ändert, erfahren, dass die Astronomie nicht eine geringe, sondern eine sehr wesentliche Bedeutung für die ärztliche Kunst hat." Auch in dem Brief an den König Ptolemäus werden Sterne und Krankheiten zu einander in Beziehung gebracht. (Ermerins Seite 293.)

Während die beiden angezogenen Citate ausschliesslich über den Verlauf der Erkrankungen und deren Beziehungen zu den Gestirnen sich äussern, finden wir an anderen Stellen auch deutliche Hinweise auf therapeutische Maassnahmen; so heisst es z. B. Aphorismen, Abschnitt 4 § 5: „Während der Hundstage und vor den Hundstagen ist das Purgiren schwierig."

Uebrigens wäre es auch höchst auffallend, wenn in dem Corpus Hippocraticum sich keinerlei astrologische Bemerkungen finden sollten. Denn der hippokratischen Zeit war die Vorstellung von nahen Beziehungen zwischen den Himmelskörpern und irdischen Dingen doch nun einmal ganz geläufig. Die Gesänge des Stesichorus und des Pindar zeigen z. B., wie auch Plinius, Lib. II, Cap. 12, Band 1, Seite 118 anführt, dass man Verfinsterungen gewisser Gestirne für Unheil bringend erachtete. In einzelnen Fällen hat diese abergläubische Auffassung sogar auch schweres, allgemeines Unglück hervorgerufen. So nahm z. B. der sicilianische Feldzug nur deshalb einen so fatalen Ausgang für die Athener, weil deren Feldherr Nicias, unter dem abergläubischen Eindruck einer Sonnenfinsterniss stehend, das Auslaufen seiner Flotte unterliess. Und da nun durch den genannten Feldzug Athen zum Theil seine Vorherrschaft in Griechenland verlor, so kann man dreist sagen, dass die Astrologie an dem Fall Athen's einen ausschlaggebenden Antheil gehabt hat. (Plinius, Lib. II, Cap. 23, Band I, Seite 133.)

Neben den Verfinsterungen der Sonne und des Mondes waren besonders die Kometen bei den Alten höchst übel angeschrieben. Man hielt sie für himmlische Uebelthäter schlimmster Sorte und leitete alles mögliche Unheil aus ihrem Erscheinen ab; und zwar sollte dieses Unheil je nach Stellung und Form der Kometen sich gar verschieden gestalten können. Aber unter Umständen sollten sie dem Menschengeschlecht auch recht nutzbringende Sachen in

Aussicht stellen. (Plinius, Lib. II, Cap. 24, Seite 132.) So hielt Augustus einen Komet, der am Anfang seiner Regierung während der zu Ehren der Venus Genetrix abgehaltenen Spiele sich eine volle Woche hindurch im nördlichen Theile des Himmels zeigte, für seinen Glücksstern.

Aber nicht etwa bloss die aussergewöhnlichen Vorgänge am Himmel, wie Kometen, Sonnen- und Mondfinsternisse, spielten in dem medicinischen Aberglauben ¦der Alten eine hervorragende Rolle, sondern auch die mit gesetzmässiger Regelmässigkeit vorsichgehenden Himmelserscheinungen, wie z. B. der Lauf der Sonne und des Mondes, wurden für medicinisch hochwichtige Dinge angesehen. So sollten z. B. die Augenkrankheiten bei Mensch und Vieh mit dem Monde zu- und abnehmen. (Plinius, Lib. II, Cap. 41, Seite 141.)

Alle acuten Erkrankungen sollten in engen Beziehungen zum Monde, die chronischen dagegen zur Sonne stehen. Ja schliesslich wurde sogar alles, was das Schicksal den Menschen bescheert, in unmittelbare Beziehungen zu den Vorgängen am Himmelszelt gesetzt. So sagt z. B. Marcus Manilius (Lib. II, Cap. VI) der bekannte Verfasser des dem Kaiser Augustus zugeeigneten astronomischen Lehrgedichtes: „Omnis cum coelo fortunae pendeat ordo". Und im 13. Capitel des 2. Buches erklärt er, dass jeder Theil des menschlichen Körpers einem bestimmten Sternbild des Thierkreises unterstehe, so z. B. der Kopf dem Widder u. s. w.

Wenn nun auch die weitere Entwickelung der morgen- wie der abendländischen Astrologie ganz gewiss unter Benützung und Berücksichtigung der uralten assyrischen, babylonischen und ägyptischen Lehren erfolgte, so übernehmen vom 2. nachchristlichen Jahrhundert an doch das astronomische Werk des Ptolemäus und die umfassende Darstellung der antiken Medicin durch Galen die Führung der Medicina astrologica. Alles, was diese beiden grossen Meister über die Abhängigkeit der Körperfunctionen von den Himmelskörpern zu berichten wissen, wird von der grössten Mehrzahl der Aerzte von nun an unbesehen und ungeprüft als wahr anerkannt. Nur vereinzelt findet dieser oder jener Mediciner den Muth, dem Eindringen der astrologischen Phantastereien in die Heilkunde entgegenzutreten, wie z. B. der philosophisch geschulte, um das Jahr 193 n. Chr., lebende Arzt Sextus Empiricus. Doch dieser Protest des wackeren Sextus wie auch alle späteren hatten kaum irgend einen Einfluss auf die astrologische Ausgestaltung der

Medicin. Die Astrologie war auf ihrem Wege zur Weltherrschaft durch nichts mehr aufzuhalten, und bis zum 17. Jahrhundert gebot sie über das Denken der Aerzte mit derselben unbesiegbaren Machtfülle, mit der sie auch über das Geistesleben aller übrigen Stände und Berufsarten bedingungslos verfügte. Der medicinisch-astrologische Aberglauben war legalisirt, und daran änderte auch die Thatsache nichts mehr, dass Galen schliesslich selbst noch Zweifel an der Medicina astrologica äusserte oder doch wenigstens seine Antheilnahme an derselben abzuschwächen suchte.

Sehen wir uns nunmehr einmal den Zustand, in welchem die Medicina astrologica des 2. nachchristlichen Jahrhunderts sich befand, etwas näher an. Die Werke des Ptolemäus, die Jatromathematica des mysteriösen Hermes Trismegistos und das 3. Buch der Galen'schen Schrift über die kritischen Tage geben uns hinreichendes Material, um das medicinisch-astrologische System jener Tage zu zeichnen.

Was zuvörderst die Form anlangt, in welcher die Autoren jener Zeit ihre astrologische Afterweisheit ihren Zeitgenossen beibrachten, so war dieselbe eine recht verschiedene. Entweder wurden in einem Werk medicinischen oder astronomischen Inhaltes hier und da astrologische Bemerkungen eingestreut, wie dies z. B. bei den Opus quadripartitum des Ptolomäus, sowie in der Galen'schen Schrift über die kritischen Tage der Fall ist. Oder die Astrologie wurde als besondere Wissenschaft in der Form eines zusammenhängenden Systems abgehandelt, wie dies z. B. die Jatromathematica des Hermes Trismegistos thun. Derartige Lehrbücher der Astrologie treten etwa vom 14. Jahrhundert an in grosser Menge in die Oeffentlichkeit. Wer einen Blick in die gelehrte Arbeit Sudhoff's thun will, der wird erstaunen, in welchem Umfang die Jatromathematik in der 2. Hälfte des Mittelalters und um die Wende der Renaissance blühte. Und drittens brachte man die astrologischen Lehren in Form von kurzen Sentenzen zur Kenntniss des Publikums. In derartigen Arbeiten finden wir nichts über die verwickelten Berechnungen und Methoden, mittelst deren man die Sprache der Sterne zu ergründen suchte, sondern das, was man gefunden hatte, wird in knappen, im Lapidarstil abgefassten Sätzen mitgetheilt. So geschieht dies in dem Centiloquium des Ptolemäus, einem Werke, welches in 100 kurzen Aussprüchen den Extract der astrologischen Weisheit zu Markte bringt und im Mittelalter sich des grössten Ansehens erfreute. Es würde also ein solches Werkchen etwa

88   Cap. V. Die Beziehungen der Naturwissenschaft

jener Form der heutigen literarischen Production entsprechen, welche unter dem Titel: Anleitung, in kurzer Zeit diese oder jene Fertigkeit zu erlernen, uns Modernen in allen Zeitungsblättern sich anpreist. Uebrigens bekam das Centiloquium des Ptolemäus noch manchen Nachfolger. So finden wir z. B. in der arabischen Literatur ein derartiges Opus, in welchem der Astrologe Almansor auf Wunsch seines Herrschers die astrologische Weisheit in 150 kurze Sätze zusammenfasst; auch der Araber Bethem hat ein ähnliches Werk geliefert. Und Aehnliches finden wir dann im Mittelalter, wo man unter Umständen sogar das, was die Astrologie lehrte, in artige Reime brachte; so besingt z. B. Heinrich v. Rantzau, der 1598 als Statthalter von Schleswig-Holstein das Zeitliche segnete, in 100 wohl gedrechselten Verslein die Bedeutung der Planeten für das leibliche und geistige Wohl der Menschheit. Doch kommen wir bei der Betrachtung der mittelalterlichen Astrologie nochmals auf diesen Punkt zurück.

Was nun den iatromathematischen Inhalt der oben erwähnten Schriften des Ptolemäus, Hermes und Galen anlangt, so bildete derselbe die Grundlage für alle späteren astrologisch-medicinischen Lehren. Was das Mittelalter über die medicinische Bedeutung der Sternenwelt, speciell der Planeten und des Thierkreises glaubte, das war nichts weiter wie eine unmittelbare Fortsetzung resp. ein Ausbau jener astrologischen Lehren des Ptolemäus und anderer Autoren der ersten christlichen Jahrhunderte.

Man stellte zuvörderst jedes Glied des Körpers unter den Einfluss eines bestimmten Himmelskörpers.

Die fünf den Alten bereits bekannten Planeten, sowie Sonne und Mond regierten nach Hermes die folgenden Körpertheile:

Die Sonne das rechte Auge.
Der Mond das linke Auge.
Der Saturn das Gehör.
Der Jupiter das Gehirn.
Der Mars das Blut.
Die Venus den Geschmack und Geruch.
Der Mercur die Zunge und den Schlund.

Allmählich wurden aber die Aufgaben, welche Sonne, Mond und Planeten dem menschlichen Körper gegenüber zu übernehmen hatten, immer verwickelter. Man begnügte sich nicht mehr damit, so allgemein gehaltene Beziehungen zwischen jenen Himmelskörpern und den menschlichen Gliedern zu construiren, wie sie obenstehende

Tabelle des Hermes aufweist, sondern man brachte alle Körpertheile und Functionen des Körpers in engste Verbindung zu den Planeten. So schildert uns z. B. der berühmte Humanist Marsilius Ficinus, der Freund der Medicäer (1433—1499) in einem seiner Zeit viel gelesenen Werk: „Ueber das Leben" die zwischen dem Körper und den Planeten obwaltenden Beziehungen auf's Genaueste. Ebensolches thut Heinrich von Rantzau (1526—1598) in seinem seiner Zeit so berühmten Tractus astrologicus. Dort lesen wir über diese Verhältnisse das Folgende:

Saturn beherrscht die Milz, die Blase, die Knochen, die Zähne, und zum Theil auch die im Körper circulirenden Säfte. Er macht die Hautfarbe der Menschen dunkel, gelblich; hemmt oder befördert das Wachsthum; bewirkt kleine Augen und verhindert das Wachsthum des Bartes.

Jupiter beherrscht die Lunge, die Rippen, Knorpel, Leber, Arterien, den Puls und die Entwickelung des männlichen Samens. Er macht eine weisse Hautfarbe und giebt eine gute Figur.

Mars beherrscht Galle, Nieren, Venen, die Schamtheile, und von diesen ganz vornehmlich die Hoden.

Er macht rothe Haare und eine aufbrausende, zu Gewaltthätigkeiten aller Art geneigte Gemüthsart.

Venus beherrscht die Gebärmutter, die Brüste, die Geschlechtstheile, die Samengänge, die Lenden, die Kehle, Leber und das Gesäss.

Sie begabt die Menschen mit körperlicher Schönheit, giebt ihnen lange Haare, runde Augen, ein wohlgeformtes Gesicht.

Aber nicht zu verantworten ist von diesem Stern, dass er die Menschheit auch mit der Gonorrhoe bedacht hat.

Merkur beherrscht alle geistigen Vorgänge, das Gedächtniss, die Phantasie, das Gehirn mit seinen Nerven, die Hände, Füsse und Beine, die Knochen und die Galle.

Er giebt den Menschen lange Finger.

Sonne beherrscht Gehirn, Nerven, Harn, das rechte Auge der Männer und das linke der Frauen, die Sehnerven und die ganze rechte Körperhälfte.

Sie giebt den Menschen gute Gesichtsfarbe.

Mond beherrscht Gehirn, Mund, Bauch, Eingeweide, Blase, Geschmack, die Fortpflanzungsorgane, das linke Auge des Mannes und das rechte der Frau, die Leber der Frau und die ganze linke Körperhälfte.

Ebenso wie die Planeten, so führten auch die Sternenbilder des Thierkreises ein strenges Regiment über die verschiedenen Körpertheile. Der wackere Bartisch von Königsbrück (1535—1606) hat uns in seinem Augendienst eine bildliche Darstellung dieser Beziehungen gegeben. Die nebenstehende Figur 4 bringt eine Reproduction dieser Bartisch'schen Kupfertafel.

Sonne, Mond, Planeten und Thierkreis regelten nun aber nicht nur das Leben der verschiedenen ihnen speciell anvertrauten Gliedmaassen des lebenden Menschen, sondern ihre Wirksamkeit begann schon zu dem Zeitpunkt, in dem eben erst der Grund zu der künftigen körperlichen Existenz eines Erdenbürgers gelegt wurde, also in dem Augenblick der Empfängniss. Standen in dieser verhängnissvollen Minute die betreffenden Himmelskörper in einer unglücklichen Constellation, so hatten die Glieder des soeben erst in seiner primitivsten Form angelegten Zukunftsmenschen dafür zu büssen. Aber natürlich wurden nur diejenigen Körpertheile von diesem Verhängniss betroffen, die der Obhut jener Sterne anvertraut waren, die in der flüchtig enteilenden Minute der Empfängniss zufällig in übler Constellation gestanden hatten.

War nun die Stunde der Empfängniss ohne üble siderale Beeinflussung der dabei activ wie passiv Betheiligten vorübergegangen, so konnte das Produkt dieser süssen Minuten durchaus nicht mit Sicherheit darauf rechnen, dass ihm nicht dieser oder jener Planet einen dicken Strich durch die Ruhe und Behaglichkeit seines embryonalen und fötalen Lebens machte. Denn Sonne, Mond und die 7 Planeten beherrschten je einen Monat des intrauterinen Lebens, so setzt Jacobus Forliviensis (Fol. 10, Seite 2) dies auseinander. Und zwar herrscht Saturn im ersten Schwangerschaftsmonat; im zweiten Jupiter; im dritten Mars; im vierten die Sonne; im fünften Venus; im sechsten Merkur; im siebenten der Mond; im achten herrscht wieder Saturn, und zwar zeigt sich derselbe jetzt so bösartig, dass er jede im achten Monat geborene Frucht alsbald umbringt. Und im neunten Monat nimmt Jupiter wieder die Herrschaft an sich, und da dieser Stern das Warme und Feuchte liebt und darum der Freund alles Lebens ist, so ist auch für die in diesem Monat zur Welt kommende Frucht nichts zu fürchten. Sind aber die 9 Schwangerschaftsmonate ohne üble planetare Eingriffe vorüber, so kommt nochmals Mars an's Regiment und er bedingt dann vermöge seines Einflusses die normale Geburt.

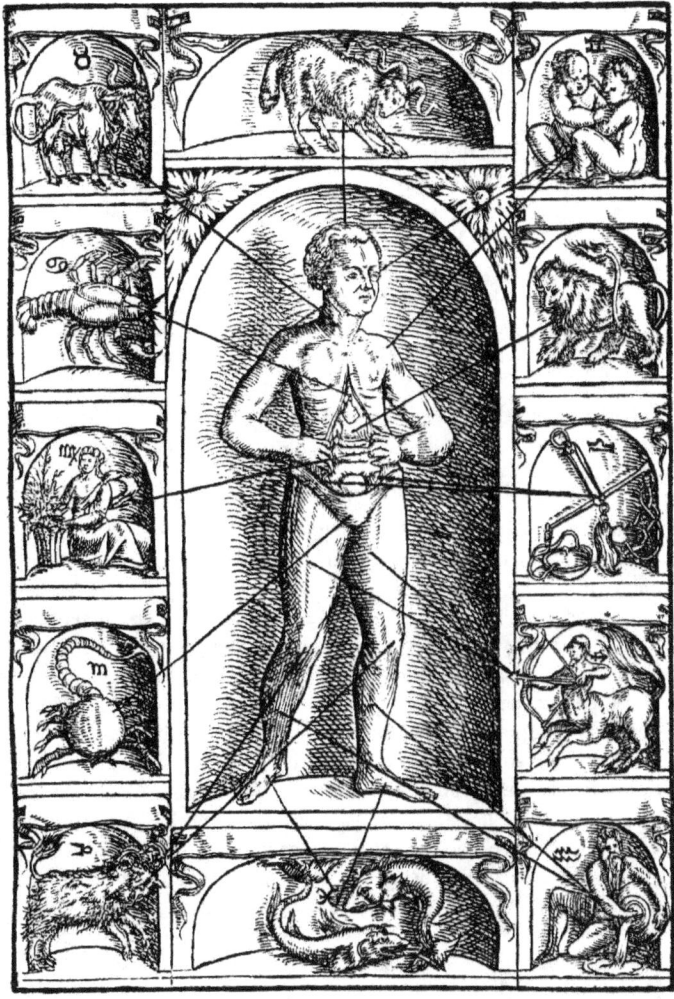

Fig. 4.
Beziehungen zwischen den einzelnen Körpertheilen und den Bildern des Thierkreises.
Vergl. Seite 90 dieser Arbeit.
Nach Bartisch, Blatt 247 v.

Hatte nun die Frucht all' die Gefahren, welche ihr die Planeten in allen 9 Monaten ihres intrauterinen Lebens eventuell zu bereiten vermochten, glücklich überstanden und war sie genügend ausgereift, so konnte doch die Stunde der Geburt auf's Neue recht bedenkliche siderale Complicationen bringen. Denn stand irgend ein Planet in ungünstigen Zeichen oder war in den Beziehungen der Sternbilder des Thierkreises zu der Sonne oder dem Mond irgend etwas nicht ganz in Ordnung, so hatten alsbald diejenigen Glieder dafür zu büssen, deren Hüter die betreffenden Sterne waren. Darum gehörte also zur richtigen Stellung eines medicinischen Horoskopes die genaueste Kenntniss der Geburtsminute mit allen ihr parallel laufenden Vorgängen am Himmelszelt. Deshalb waren auch vorsorgliche Väter eifrigst darauf bedacht, in der Stunde der Geburt einen Astrologen im Wochenzimmer zu haben, auf dass derselbe die für das leibliche Wohl des Neugeborenen maassgebenden himmlischen Vorgänge möglichst genau ermitteln und für das Horoskop fixiren möge.

War nun der junge Erdenbürger glücklich eingetroffen und hatte ihm ein günstiges Geschick sowohl für jene Stunde, da zu seinem Leben der erste stoffliche Grund gelegt worden war, als auch für die Stunde der Geburt ein günstiges medicinisches Horoskop in die Wiege gelegt, so hatte er damit erst einen kleinen Theil dessen, was die Sternenwelt seinem körperlichen Befinden bescheeren konnte, überwunden. Erschienen die verschiedenen Himmelszeichen in ungünstigen Stellungen oder trat der Mond zu den Sternbildern des Thierkreises in irgend welche unheilbringende Beziehungen, so waren die Körperglieder, welche unter dem Einfluss der betreffenden Himmelskörper standen, immer noch gefährdet. Diese Gefahren konnten nicht bloss das einzelne Individuum bedrohen, sondern sie konnten eventuell sogar Epidemieen und grosses Sterben über die ganze Menschheit heraufbeschwören.

Hatte nun aber irgend welche Erkrankung einen Menschen ergriffen, so war deren Verlauf, Behandlung und Ausgang mit klaren Zügen am Himmelszelt zu lesen. Man musste vor allen Dingen Tag, Stunde und Minute des Eintrittes des Krankseins genau festlegen. Aber leider wird es damit recht oft gehapert haben; denn viele Krankheiten beginnen doch so schleichend, dass der erste Anfang sich vollständig der chronologischen Präcisirung entzieht. Man behalf sich dann eben so gut es ging und nahm als Zeitpunkt der Erkrankung wohl die ersten Aeusserungen des

Patienten über sein Leiden an. Hatte man also den Zeitpunkt des Krankheitseintrittes festgelegt, so wurde die für denselben maassgebende Himmelsfigur ermittelt. Es wurde die Stellung, der Lauf und die Phasen des Mondes, die Beziehungen der Sonne und des Mondes zu den zwölf Zodiacalzeichen und den Planeten genau festgestellt. So musste man z. B. darauf achten, ob der Mond in Opposition, Quadratur oder Conjunction zu den Planeten sich befand, während er im Zeichen dieses oder jenes Thierkreisbildes stand. Aus diesen Beobachtungen zog man nun zuvörderst bindende Schlüsse über das allgemeine Verhalten, den Charakter, die Zeitdauer, die Prognose der Erkrankung. Aber mit diesen Aufschlüssen gab man sich noch lange nicht zufrieden; vielmehr suchte man noch speciellere Einblicke in die Ursachen, in die Complicationen und in die Therapie des betreffenden Falles auf astrologischem Wege zu gewinnen. Und derartige Aufschlüsse erstattete die Medicina astrologica mit vollen Händen.

Zuvörderst gab der Umstand, dass Sonne, Mond, Planeten und Thierkreisbilder sich in die Herrschaft über die einzelnen Körperorgane theilten, sichere Anhaltspunkte über die Ursache der betreffenden Erkrankung. Der Arzt brauchte sich nicht lange mit der Untersuchung seines Kranken zu plagen, um Ursache und Localisation des Leidens zu ermitteln. Ein Blick auf die Stellung der Gestirne musste ja zeigen, welches Körperorgan des Patienten gerade durch die himmlischen Constellationen gefährdet war. Klagte z. B. ein Individuum über Verdauungsbeschwerden und zeigte das die Leber bevormundende Himmelsbild in seiner Stellung irgend etwas Auffälliges, so konnte natürlich nur die Leber die Verantwortung für den vorliegenden Fall tragen und die Diagnose war fertig. Auf Complicationen musste man sich gefasst machen, sobald die den Blut- und Schleimumlauf überwachenden Sterne noch irgend welche ungünstigen Zeichen aufwiesen. Ja sogar der Zeitpunkt, an welchem der Eintritt solcher humoralen Complicationen zu gewärtigen war, konnte der in Astrologie wohl bewanderte Arzt vorausbestimmen, da er gelernt hatte, dass die verschiedenen Tages- und Nachtstunden einen mächtigen Einfluss auf die Körperflüssigkeiten ausüben sollten. So setzt z. B. Almansor (§ 117) auseinander, dass die ersten drei Tages- und Nachtstunden mit dem Blut in engster Beziehung ständen; das zweite Viertel des Tages und der Nacht dagegen der gelben, das dritte aber der schwarzen Galle und das letzte Viertel endlich dem Schleim

94   Cap. V. Die Beziehungen der Naturwissenschaft

zu gebieten hätten. Aber nicht bloss die einzelnen Stunden hatten eine wichtige Bedeutung für den Ablauf einer Krankheit, sondern einen noch viel grösseren Werth besassen gewisse Krankheitstage, die sogenannten kritischen Tage. Allerdings ist die Lehre von diesen kritischen Tagen keineswegs das Eigenthum der Medicina astrologica, vielmehr findet sich im Corpus Hippocraticum bereits ein Buch περὶ κρισίμων. Aber die Hippokratiker hatten diese Lehre nur aus humoral-pathologischen Voraussetzungen heraus entwickelt, und erst Galen hat in seinem Werk κρίσιμαι ἡμέραι die Astrologie zur Erklärung und Begründung der ganzen Krisenlehre herangezogen. (Man vergl. auch Sudhoff.) Er rechnete hierbei nach Mondwochen und -Monaten, so zwar, dass die Woche 6 Tage und $17\frac{1}{2}$ Stunden, der Mondmonat aber 26 Tage und 22 Stunden zählten. Es sollten nun der 7., 14., 20. und 27. Tag als kritische Tage erster Ordnung gelten. „Betrachte", so sagt Galen, „die kritischen Tage und den Lauf des Mondes in den Winkeln einer Figur von 16 Seiten; findest du diese Winkel günstig gestellt, so wird's dem Kranken gut gehen, schlecht aber, wenn schlimme Zeichen herrschen".

Aber nicht genug, dass bestimmte Stunden und gewisse Tage der Woche einen wichtigen astrologischen Einfluss auf den menschlichen Körper ausüben sollten, so sagte man einen eben solchen Einfluss auch gewissen Jahren nach. Man nannte solche Jahre „anni scansiles", d. h. also „Stufenjahre". Auch gebrauchte man den Ausdruck „anni climacterici", doch hat diese Bezeichnung mit dem modernen Begriff der klimakterischen Jahre gar nichts zu schaffen. Man glaubte, dass in diesen Stufenjahren die Beschaffenheit des Körpers eine gründliche Umwälzung erfahre und gleichsam eine neue Stufe des organischen Lebens erstiegen würde. Heinrich von Rantzau, der sternenkundige Aristokrat und Staatsmann (Seite 50) definirt die Stufenjahre dementsprechend als „anni, in quibus ad sequentis temporis constitutionem sese vertat aetas et inflectat". Darum sollten derlei Jahre auch für die körperliche Existenz schon an und für sich Bedenken bergen, für den Verlauf von Krankheiten aber keine erfreuliche Aussicht eröffnen.

Man unterschied nun zwei Arten solcher Stufenjahre.

Die eine Sorte entstand durch Multiplication der Zahl 7, und sie nannte man die anni hebdomatici oder climacterici (stricte sic dicta). Es waren dies also die Jahre 7, 14, 21, 28, 35, 42, 49, 56, 63. Diese neun Jahre bildeten den Climactericus parvus, während man die Jahre 70, 77, 84, 91, 98, 105, 112, 119, 126 den grossen Climactericus nannte. Eine noch weitere bis 171 sich erstreckende Multiplication ergab dann den Climactericus maximus. Die andere Art der Stufenjahre wurde durch Multiplication der 9 erhalten, und solche Jahre hiessen anni enneatici oder decretorii. Es waren die Jahre: 9, 18, 27, 36, 45, 54, 63, 72, 81, 90, 99, 108 u. s. w.

Doch bargen diese Stufenjahre nicht alle die gleichen Bedenken, vielmehr war die ihnen innewohnende Gefahr eine sehr verschiedene. Sie wurde bestimmt durch den Multiplicator, und zwar spielten hier die 3 und 7 eine unheilvolle Rolle. Das 21ste Lebensjahr (3×7) und das 27ste (3×9) standen zunächst in der Gefahrenscala eine Stufe höher als die mittelst anderer Multiplicatoren gewonnenen Zahlen. Noch gefährlicher waren jene Jahre, die durch das Ansteigen in Räumen von drei Hebdomaden erreicht wurden; also das 21ste Lebensjahr, d. h. also der Zeitraum von drei Hebdomaden, nämlich 3×7; das 42ste Jahr als Zeitraum von 2 mal 3 Hebdomaden, d. h. also 2×21; das 63ste Lebensjahr als Zeitraum von 3 zurückgelegten 3 Hebdomaden, d. h. also 3×21; sodann $84 = 4 \times 21$; $105 = 5 \times 21$ u. s. w. Noch gefährlicher als diese aus dem Zeitraum von 3 Hebdomaden sich aufbauenden Jahre sollte das 49ste und 56ste Lebensjahr sein. Bei dem 49. Jahr liegt der Verdachtsgrund ja ziemlich nahe; es war das ominöse 7×7, welches hier die Bedenken heraufbeschwor. Was aber der unschuldigen 56 zu ihrem schlechten Ruf verholfen hat, ist nicht recht zu verstehen, und Rantzau giebt hierüber auch keine ausreichende Erklärung.

Das allergefährlichste Stufenjahr war aber das 63ste Lebensjahr, denn dieses entstand ja doch durch 7×9; es war also ein annus hebdomaticus und zugleich auch ein annus enneaticus, denn es gehörte ja doch sowohl in die Klasse jener Stufenjahre, die durch den Multiplicator 7, als auch jener, die durch den Multiplicator 9 gebildet wurden. Eine Lebensperiode aber, die von zwei Seiten her mit Gefahren belastet war, wie das unglückliche 63ste Lebensjahr, musste natürlich für Gesunde wie Kranke gleich bedenklich erscheinen. Und deshalb hiess dieses Jahr wohl auch Androdas, weil es, wie Rantzau meint, alle Lebenskraft schwäche und zerbreche.

Uebrigens scheinen die Stufenjahre im Alterthum wie im Mittelalter eine ganz allgemeine Beachtung erfahren zu haben, denn Rantzau nennt eine ganze Reihe berühmter Männer, welche über die Bedeutung jener Jahre sich ausgelassen haben sollten, als: Plato, Censorinus, Gellius, Philo, Judaeus, Macrobius, Cicero, Boëtius, der heilige Ambrosius, der heilige Augustinus, Beda, Georgius Valla u. A. m. Und damit nicht zufrieden, führt Rantzau in seinem Catalog auch noch eine Menge hervorragender Männer an, welche alle im 63sten Lebensjahr das Zeitliche gesegnet und damit, wie er meint, die Gefährlichkeit dieses Jahres durch ihren Tod bewahrheitet hätten.

So mag denn wohl der 63ste Geburtstag im ganzen Mittelalter mit grossen Sorgen begangen worden sein, und das betreffende Individuum wird erst wieder frei aufgeathmet haben, wenn das ominöse Jahr glücklich überstanden war.

Aber nicht bloss über den allgemeinen Verlauf und etwa zu erwartende Complicationen der Krankheiten wussten die Sterne Auskunft zu geben, sondern auch über ganz specielle Erkrankungsformen erstatteten sie Aufschluss. So konnte man aus ihnen lesen, wann Augenkrankheiten zu fürchten waren, wann Geisteskrankheiten droheten, wann Blutungen im Anzug waren u. dgl. m. Ja, sogar über die etwa zu erwartenden chirurgischen Zufälle konnte sich der astrologisch gebildete Arzt schnell in den Sternen unterrichten. Denn nach Ptolemäus sollte es verschiedene Stellungen der Himmelskörper geben, welche sicher auf Wunden, Knochenbrüche, Verbrennungen, Quetschungen und sonstige Verletzungen hinweisen könnten. Ja, man vermochte aus den Erscheinungen am Himmelszelt sogar im Voraus zu sehen, welche Glieder einer gewaltsamen Beschädigung ausgesetzt sein würden; so sollten gewisse Constellationen der Planeten Wunden des Kopfes, andere des Gesichtes, wieder andere der Hände und Füsse, der Finger und Zehen, der Arme und Beine, des Halses und Rumpfes in sichere Aussicht stellen.

Aber die Astrologie begnügte sich nicht mit den prognostischen und diagnostischen Angaben, wie wir sie soeben erwähnt haben, sondern sie griff auch mächtig in die Therapie ein, und zwar sowohl in die interne wie externe.

Was zuvörderst die innere medicamentöse Behandlung anlangt, so wusste der Sterndeuter über dieselbe sichere Auskunft zu geben. Denn alles irdische Wesen, organischer wie unorganischer Natur, stand ja doch unter dem Einfluss der Sonne, des Mondes, der Planeten und der Zodiacalbilder. Die Sterne verliehen den Pflanzen, den Thieren und allen Gebilden der unorganischen Welt gewisse Kräfte. Kannte man also die Sterne, welche beim Beginn der Erkrankung oder der Krankenbehandlung grade am Himmelszelt standen, so brauchte man nur die ihnen unterstehenden organischen und unorganischen Gebilde ernstlich in Betracht zu ziehen und man hatte sofort die zur erfolgreichen Bekämpfung der Krankheit erforderlichen Heilmittel. Wollte man aber in der Wahl der Medicamente ganz sicher gehen, dann musste man noch auf die Phasen des Mondes und das Verhalten der Sonne achten. Ja, einzelne Mittel sollten überhaupt nur dann gereicht werden, wenn der Mond zu bestimmten Planeten oder zu gewissen Sternen des Thierkreises in einem besonderen Verhältniss sich befand. Es waren dies hauptsächlich Brech- und Abführmittel.

Aehnlich wie der innere Mediciner, so war auch der Chirurg von dem Stand der Sterne abhängig. Die uralte babylonische Vorschrift, dass der Körper bei gewissen Anordnungen der Gestirne nicht mit Eisen berührt werden dürfe, ist in allen Phasen der Astrologia medica lebendig. Doch scheint diese Vorschrift weniger eine allgemeine chirurgische Bedeutung gewonnen, als vielmehr sich hauptsächlich nur auf den Aderlass bezogen zu haben. Doch bedeutete sie selbst in dieser beschränkten Ausdehnung immer einen gar gewaltigen Eingriff in die Kunst der antiken wie der mittelalterlichen Aerzte. Denn der Aderlass nahm zu jener Zeit unter den therapeutischen Maassnahmen eine ganz andere Stellung ein wie heut. Während die moderne Medicin den Aderlass nur in den seltensten Fällen noch für angezeigt erachtet, glaubte die antike wie mittelalterliche Medicin ihn unter keinen Umständen entbehren zu können. Ja es dürfte bis in das 17. Jahrhundert hin kaum eine Erkrankungsform gegeben haben, deren Behandlung ohne Blutentleerung möglich gewesen wäre. Unter dem Einfluss humoralpathologischer Anschauungen hatte man sich ein förmliches System des Blutlassens ausgearbeitet. Jede Vene, deren man mit dem Phlebotom oder der Lancette habhaft werden konnte, musste herhalten, und die damalige Schulmedicin lehrte ängstlichst, welches Gefäss in dieser und welches in jener Krankheitsform den geeigneten Angriffspunkt für die Hand des Arztes darböte. Und was für therapeutische Spitzfindigkeiten kamen dabei zu Tage. So sollte die Blutentleerung der auf der rechten Körperhälfte gelegenen Venen einen wesentlich anderen Heilerfolg ergeben, wie der linksseitige Aderlass. Auch jede einzelne Körpervene versprach wieder

einen ganz besonderen, nur ihr eigenen Nutzen. Der Arzt jener
Zeiten hatte wahrhaftig genug zu thun, um sich all' die zahlreichen
therapeutischen Nüancen zu merken, die er mit der Eröffnung der
verschiedensten Venen zu erzielen in der Lage sein sollte. Um
ihm nun bei dieser schwierigen Kunst etwas entgegen zu kommen,
hatte man besondere Figuren, sogenannte Aderlass-Männchen, ent-
worfen, in denen fein säuberlich alle die zahlreichen Aderlassstellen
des Körpers vermerkt waren. Unsere Figur 5 (S. 100) zeigt ein
solches Bild. Dasselbe zählt nicht weniger wie 53 verschiedene
Aderlassörtlichkeiten. Und da eine jede einzelne derselben wieder
4 oder 5 und wohl auch noch mehr Indicationen der Blutentleerung
gewährte, so sehen wir, dass es viele Hundert verschiedener Ader-
lass-Möglichkeiten gab. War es nun schon nicht leicht, sich in
den Irrgängen dieser blutdürstigen Therapie zurecht zu finden, so
wurde die Schwierigkeit in der schulgerechten Verwerthung der
Blutabzapfung durch die Astrologie noch ganz bedeutend gesteigert.
Denn die Astrologie unterschied zunächst günstige, dann zweifelhafte und schliesslich ungünstige Aderlasstage, wobei sie dieses
ihr Urtheil auf gewisse, zwischen Sonne, Mond und Planeten
obwaltende Verhältnisse begründete. Nächstdem hatten aber auch
die verschiedenen Lebensalter ganz verschiedene Aderlasstage;
Tage, welche z. B. für das Jünglingsalter ausnehmend gute Aussichten für den Erfolg einer Blutentleerung boten, vermochten dem
Greisenalter nur höchst ungünstige Hoffnungen zu eröffnen. So
sollte z. B. die Zeit von der 1. Quadratur des Mondes bis zur
Opposition ganz vortrefflich sein, um Jünglingen die Ader zu
schlagen, während für Greise genannter Zeitraum ganz und gar
nicht einladend für Ausführung des Aderlasses erschien.

Recht verwickelt gestalteten sich die Aussichten für den
Aderlass bei den verschiedenen Aspekten. So lehrt z. B. Stöffler:

Conjunction des Mondes mit	{ Sonne	verbietet 2 Tage vor- und 1 Tag nachher den Aderlass.
	{ Saturn Mars }	verbietet 1 Tag vor- und 1 Tag nachher den Aderlass.
Quadratur des Mondes mit	{ Sonne Saturn Mars }	verbietet 12 Stunden vor- und 12 Stunden nachher den Aderlass.
Opposition des Mondes mit	{ Sonne Saturn Mars }	verbietet 1 Tag vor- und 1 Tag nachher den Aderlass.

Man sieht also, der Arzt jener Zeiten musste in der Sternenkunde gar wohl erfahren sein, wollte er bei seiner Therapie nicht die gröbsten Verstösse gegen die Lehren der Medicina astrologica begehen. Solche Sünden konnten aber unter Umständen für den Arzt recht peinlich werden. Droht doch z. B. das Gesetzbuch des Hammurabi (um 2200 v. Chr. Herrscher Babylons) dem Operateur bei nicht einwandsfreien operativen Maassnahmen alsbald mit Abhauen der Hände (Winkler, Seite 33, Absatz 218).

Um nun das astrologische Bedürfniss des Arztes gründlichst zu befriedigen, entstand im Mittelalter eine ganz eigenartige Literatur. Unter dem Namen eines Almanachs oder Calendariums erschienen dicke Folianten, welche in langen Tabellen die verschiedenen Stellungen der Planeten und der Thierkreissternbilder verzeichneten, auf dass aus ihnen der Astrologe die Schicksale der Menschheit schnell und leicht ersehen möchte. Und was stand alles in solchen Calendarien. Abgesehen von den auf alle Verrichtungen des bürgerlichen Lebens Bezug nehmenden Bemerkungen brachte so ein Calendarium auch genaue Angaben des Zeitpunktes, an dem man die Haare schneiden, Aderlassen, Zähne ziehen, baden u. s. w. sollte. Ja selbst die geeignete Zeit für das Gebet gab solch Calendarium an. So sollte z. B. nach den Erfahrungen Peters von Abano die Conjunction des Mondes mit dem Jupiter im Drachen eine Erhörung des Gebetes sicher erwirken. Ja Hieronymus Cardanus hatte mit Hülfe der Astrologie sogar die Entdeckung gemacht, dass, wenn man am 1. April früh 8 Uhr zur Jungfrau Maria bete, man der Erfüllung seiner Bitte gewiss sein könnte. (Möhsen, Band II, Seite 423.) In der Zusammenstellung solcher Calendarien thaten sich im 15. und 16. Jahrhundert nun gerade die Aerzte ganz besonders hervor. Professoren, Gerichtsärzte, Wundärzte, kurz alle Vertreter der Heilkunst waren mit gleichem Eifer beflissen, durch Calender das Publikum über die verschiedensten Zweige der Medicina astrologica zu unterrichten; so hat z. B. David Herliz, Physikus zu Prenzlau, vom Jahr 1584 an durch 50 Jahre hindurch die Mark, Pommern und Mecklenburg mit Calendern versorgt. Eine ähnliche Rolle für das westliche Deutschland hat in der nämlichen Zeit der Marburger Professor der Medicin Victorinus Schönfelder gespielt. Der Arzt als Calendermacher, das ist aber wohl doch eines der wundersamsten Stücklein, welche der medicinische Aberglauben zu Stande gebracht hat. Und gerade diese Verirrung der Medicin haftete so fest im Volk, dass noch

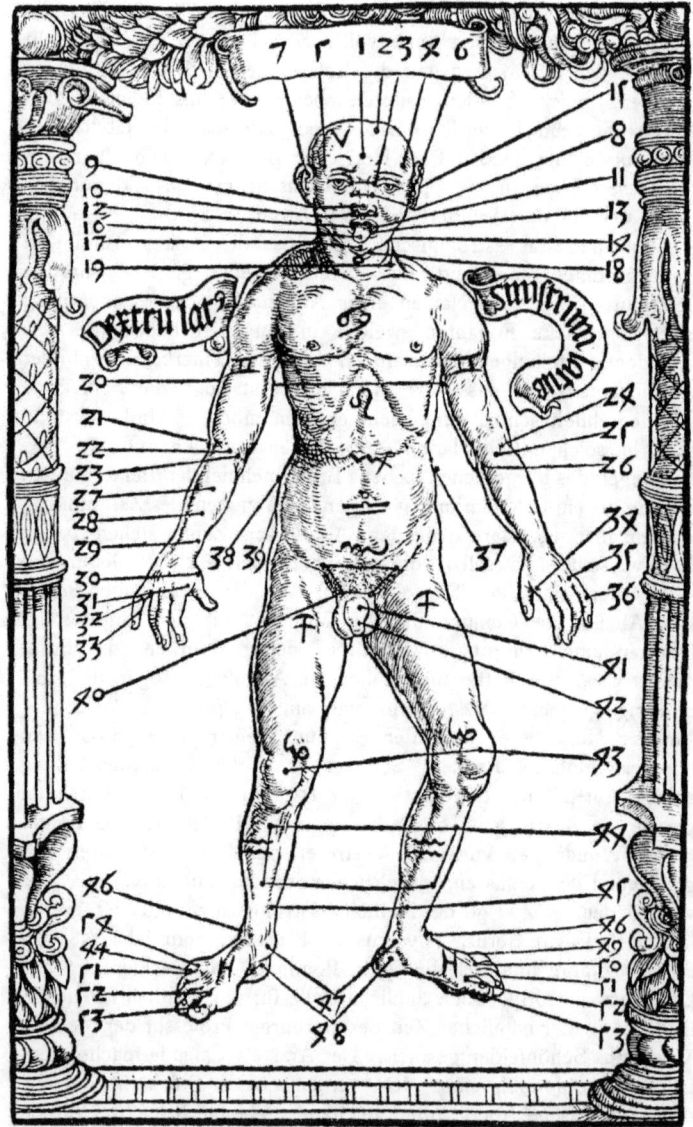

Fig 5. Aderlass-Männchen aus Stoeffler, Calendarium romanum magnum. Oppenheim 1518. Fol. 14.

Die Zahlen bezeichnen die Orte, an denen bei gewissen Erkrankungen der Aderlass erfolgen soll. Vergl. die Erklärung S. 101 dieser Arbeit. — Die Zeichen des Thierkreises geben die Glieder an, welche von den betreffenden Sternbildern beherrscht werden.

Erklärung der Figur 5.

A. Die auf den einzelnen Körpertheilen befindlichen astronomischen Zeichen geben die Sterne des Thierkreises an, unter deren speciellem Einfluss die betreffenden Glieder stehen sollten.

B. Die Zahlen, welche sich an den verschiedensten Stellen des Körpers finden, beziehen sich auf die in Folgendem mitgetheilten Indicationen des Aderlasses. An den betreffenden, durch Zahlen gekennzeichneten Oertlichkeiten sollte in den verschiedensten Erkrankungen Blut gelassen werden, nämlich bei:

1. Augen- u. Kopfschmerzen; Gesichtserkrankungen incl. Ausschlägen.
2. Kopferkrankungen, Geistesstörungen.
3. Augenerkrankungen aller Art.
4. u. 5. Ohrenschmerzen, Thränenträufeln.
6. u. 7. Ohrensausen, Zittern des Kopfes.
8. Störungen des Gehörs.
9. Schwere des Kopfes; Augenfluss. Auch schärft der Aderlass hier das Gedächtniss, sowie die Thätigkeit des Gehirns überhaupt.
10. Schwere des Kopfes.
11. Geschwüre der Lippen und des Zahnfleisches.
12. Die Venen des Gaumens sollen geschlagen werden bei Ausschlägen im Gesicht, bei Zahnschmerzen, Leiden des Gaumens und Mundes; Schwere des Kopfes.
13. Fluss und Zahnschmerz.
14. Kopfschmerzen, Geistesstörungen.
15. Zur Schärfung des Gedächtnisses.
16. Allen Mund- und Brustleiden.
17. Uebelriechendem Athem.
18. Schmerzen in den Kiefern; Fötor e naso; Gesichtsausschlägen.
19. Kopffluss, Ausschlag.
20. Brustbeschwerden aller Art.
21. Augenfluss; Kopfschmerz; fallende Sucht.
22. Brustkrankheiten aller Art incl. Athemnoth; Kopfschmerz; Seitenstechen.
23. Lebererkrankungen; Verletzungen der rechten Körperhälfte; Nasenbluten.
24. Kopf- und Augenleiden; Schmerzen in den Schulterblättern; Schnupfen.
25. Herzschmerzen, Seitenschmerzen; Schmerzen im Mund.
26. Krämpfen in den Fingern; Milzschmerzen; Gliederschmerzen; Nasenbluten; Leberstechen.
27. Schmerzen der mittleren Körpertheile.
28. Leiden der unteren Körpertheile.
29. Herzleiden.
30. Zur Schärfung der Augen u. Stärkung der Körpergewandheit.
31. Kopfschmerzen; Fieber; Staaren aller Art; Trübungen der Hornhaut; Entzündungen der Zunge und des Rachens.
32. Kopf-, Lungen-, Milzschmerzen.
33. Bluterkrankungen; Bleichsucht; Gelbsucht; Kopfleiden; Stechen in der rechten Seite. Aderlass an dieser Stelle reinigt Leber, Milz, Brust.
34. Wie 31.
35. Wie 32.
36. Milzleiden; Hirnhautentzündung; Hämorrhoiden; Stechen in der linken Seite; Nierenleiden; Dysmenorrhoe.
37. Milz- und Blasenleiden.
38. Wassersucht; Verdauungsstörungen; veraltete Geschwüre.
39. Melancholie; der Aderlass an dieser Stelle stärkt die Nieren.
40. Hämorrhoiden; Strangurie; Verdauungsbeschwerden; Erkrankungen der Blase und der Geschlechtstheile.
41. Der Aderlass wirkt hier auf das richtige Verhalten des Körpers im Allgemeinen.
42. Nieren-, Blasen-, Stein-, Hodenleiden.
43. Der Aderlass stärkt hier den Gang.
44. Allen Arten Schmerzen der unteren Extremitäten, wie Arthritis und Podagra; auch bei Dysmenorrhoe.
45. Erkrankungen der Geschlechtstheile; Nieren-, Blasenleiden.
46. Erkrankungen der Hoden.
47. Menstrualleiden; Sterilität der Frauen; Erkrankungen der Blase und Milz.
48. Fussleiden aller Art.
49. Dysmenorrhoe; Ausschlägen im Gesichte und an den Beinen.
50. Apoplexie; Lähmungen.
51. Ophthalmie; Hauterkrankungen; Husten; Brustbeklemmungen.
52. Dysmenorrhoe; Erkrankungen der Hoden; Rippenschmerzen.
53. Ophthalmie; Dysmenorrhoe; Amenorrhoe; Hautausschlägen.

im 18. und 19. Jahrhundert gewisse Tage des Jahres als besonders empfehlenswerth für den Aderlass galten und die Calender es sich angelegen sein liessen, diese guten Aderlasstage dem Publikum eindringlichst in das Gedächtniss zu rufen.

Eine derartige, von den thatsächlichen Anforderungen des Krankheitsfalles ganz losgelöste und nur auf die Beobachtung des Himmels gestellte Therapie musste natürlich die erbärmlichsten Ergebnisse zeitigen. Und so wird das leidende Publikum gewiss oft genug von den Hülfsleistungen seines Arztes recht wenig erbaut gewesen sein und den Wunsch verspürt haben, einmal zu probiren, was denn nun ein anderer Arzt vermöge. Dieser Fall scheint aber recht oft eingetreten zu sein. Denn Ptolemäus giebt in Nummer 57 seines Centiloquiums besondere Vorschriften, unter welchen astralen Bedingungen ein solcher Aerztewechsel vor sich gehen solle; er sagt: „cum septimum locum atque ejus dominum in aegritudine afflictum videris, medicum mutato". Es wird hiernach also gewiss ein allgemeiner Aerztewechsel vom Publikum inscenirt worden sein, sobald bewusste Constellation am Himmel sich blicken liess.

Wer aber recht vorsichtig in der Wahl seines Arztes sein wollte, der wechselte denselben nicht bloss, wenn die Stellung der Sterne dies als heilsam empfahl, sondern er suchte auch das Horoscop des neu gewählten Heilkünstlers zu erforschen. Denn die ärztliche Weisheit fand sich bei dem Manne in reichlichster Fülle, dessen Aspekten eine gewisse Form zeigten: „perfectus medicus erit, cui Mars et Venus fuerint in sexta", so sagt Almansor.

So war also die Astrologia medica beschaffen, welche nicht bloss Jahrhunderte, sondern Jahrtausende lang wie ein Alb auf dem Menschengeschlecht gelastet hat. Und in dieser Gestalt hat der medicinische Aberglauben mehr Menschen gewürgt, als die blutigsten Kriege es je gethan haben.

Aber nicht immer hat die Astrologie mit gleicher Kraft unser Geschlecht beherrscht. Es gab Zeiten, wo der Glauben an die schicksalsbestimmende Kraft der Sterne stärker, und solche, wo er schwächer in Erscheinung getreten ist. Die antike, jeder Art des Aberglaubens so blind ergebene Welt hatte auch die Astrologie gehegt und gepflegt. Als aber dann die antike Weltanschauung in Trümmer ging und der Christengott der Liebe von der Welt Besitz ergriffen hatte, da schien der Glaube an die schicksalsbestimmende Kraft der

Sterne in's Wanken zu gerathen, und es folgen nun Jahrhunderte, in denen die Medicina astrologica zwar keineswegs völlig aus der Welt verschwindet, aber doch wenigstens mehr oder minder in den Hintergrund tritt. Erst als durch Scholastik und Dogmatik der Geistesthätigkeit jede selbstständige Aeusserung gewehrt und damit jene geistige Finsterniss heraufbeschworen wurde, die Jahrhunderte lang die Gemüther gefangen hielt, da erwachte auch die Astrologie wieder zu neuem Leben. Dieses Wiederaufblühen der Sterndeuterei, es bildet fürwahr eines der wundersamsten Blätter in der Entwickelungsgeschichte unseres Geschlechts. Denn im Verlauf des 13. Jahrhunderts ergriff plötzlich ein förmlicher Furor astrologicus die Welt. Ihren Ausgang nahm diese Bewegung von dem Hof des Kaiser Friedrich II. Der grosse Hohenstaufe war ein so überzeugter und begeisterter Anhänger aller astrologischen Lehren, dass er sich zu keiner Unternehmung entschloss, bevor er nicht gehört hatte, was die Sterne zu seinem Beginnen wohl sagen möchten. Glaubte er doch auch, dass ihm die Sterne eine die gesammte Welt erschütternde politische Rolle weissagten, und diese astrologische Prophezeihung theilte er dann auch seinem Widersacher, dem Papst, in folgenden Worten mit:

Fata volunt, stellaeque docent, animumque volatus,
Quod Fridericus ego malleus orbis ero.

Wenn nun aber ein geistig hochbegabter Regent stets einen mächtigen Einfluss auf seine Zeit auszuüben berufen ist, um wie Vieles bedeutender muss dieser Einfluss werden, wenn die Mitwelt eines solchen Fürsten ein so unfreies, durch so viele religiöse, philosophische und naturwissenschaftliche Vorurtheile gefesseltes Geistesleben führt, wie dies die Zeit des grossen Staufen doch nun einmal that. Brachten nun schon diese Verhältnisse der Astrologie im Allgemeinen den grössten Vortheil, so gestalteten sich die Dinge für die Medicina astrologica im Besondern dadurch noch ganz besonders günstig, dass bald nach dem Tode des sternenkundigen Staufen-Kaisers zwei hochbegabte Aerzte sich der Astrologie mit Haut und Haar verschrieben, nämlich: Arnald Bachuone, nach seinem Geburtsort Villanueva auch Arnaldus Villanovanus oder Arnald von Villanova (1235—1312) und Petrus, nach seinem Geburtsort Abano bei Padua auch Petrus de Apono oder Petrus Aponensis genannt (1250—1315). Bis in das 17. Jahrhundert hinein wenden sich jetzt die hervorragendsten Vertreter aller

Wissenschaften und Berufszweige den Lehren der Astrologie zu. Welch' ansehnliche Menge von Aerzten — und es waren keineswegs die schlechtesten — sich in ihren Werken als Iatromathematiker, d. h. eben als Medici astrologici bekannten, kann man aus der vortrefflichen Arbeit von Sudhoff ersehen. An den meisten Höfen herrschte vom 13. bis 17. Jahrhundert die Astrologie und mit ihr die Medicina astrologica unbedingt. Der Hohenstaufe Friedrich II. war, wie schon erwähnt, ein unbedingter Anhänger aller astrologischen Lehren; ebenso die Visconti in Mailand. Der aragonische Königshof in Palermo bot der Sternenkunde und Sterndeuterei ein schützendes Asyl. Alfons X. von Castilien war ein so begeisterter Freund, allerdings vornehmlich der wissenschaftlichen Astronomie, dass er unter Aufwendung ungeheurer Kosten durch 50 von ihm nach Toledo berufene Astronomen die Ptolemäischen Planetentafeln neu herstellen liess. Deutsche Fürsten, wie der Churfürst Joachim I. von Brandenburg, Albrecht Churfürst von Mainz, der Landgraf Wilhelm von Hessen, der Herzog Albrecht von Preussen, hielten nicht allein an den Prophezeihungen der Sterne fest, sondern huldigten auch den Angaben der astrologischen Medicin. So erzählt z. B. Thomas Erastus (Beginn der 2. Vorrede) (gestorben 1583), der bekannte Gegner des Paracelsus, dass ihm als Leibarzt des regierenden Grafen von Henneberg keine medicinische Ordination gestattet gewesen sei, bevor er nicht die Sterne befragt hätte. Ein ebenso überzeugter Freund der Astrologen war der deutsche Kaiser Carl V., der von seinem Lehrer, dem späteren Papst Hadrian VI., darin unterrichtet worden war. Unter Friedrich II. von Dänemark war der dänische Hof der Mittelpunkt der astrologischen Lehren, da kein geringerer wie Tycho de Brahe daselbst mit Leib und Seele in diesem Sinne wirkte. Aber nicht genug, dass die Regenten die Astrologie begünstigten, so fand dieselbe auch bei hoch erleuchteten Gelehrten, Staatsmännern und Naturforschern unbedingten Glauben. So war z. B. Melanchthon ein so überzeugter Anhänger aller astrologischen Lehren, dass er schriftlich wie mündlich für dieselben unermüdlich thätig war. Und als ihn die tödtliche Krankheit erfasst hatte, da war er sich über den Ausgang derselben alsbald klar, weil Mars und Saturn grade in Konjunktion standen (Möhsen II, Seite 416).

Doch fehlte es auch nicht an Männern, welche den Kampf mit dem astrologischen Wahn muthig aufnahmen, so z. B. der Freund des Lorenzo von Medici, der gelehrte Graf Pico von

Mirandola (1463—1494); der durch sein Lehrgedicht über die Syphilis bekannte Girolamo Fracastori (1483—1553).

Fragen wir nun, wie es möglich war, dass ein Aberglaube, wie der astrologische, die abendländische Medicin Jahrhunderte lang verunstalten und sogar die besten Köpfe für sich zu gewinnen verstand, so ist eine Antwort auf diese Frage nicht so schwer, wie dies wohl anfangs so scheinen mag. Denn grade die besten und erleuchtetsten Köpfe werden von dem Geheimnissvollen und Räthselhaften, das in so vielen Lebenserscheinungen liegt, ganz besonders schwer betroffen. Sie empfinden die beschränkten Grenzen der Naturerkenntniss viel schwerer und viel tiefer, wie die Durchschnittsköpfe. Dieses Gefühl der Unzulänglichkeit des eigenen Wissens und der brennende Wunsch nach Erweiterung des Verständnisses, sie müssen dem Geist stets eine ganz besondere Richtung geben. In der heutigen, nüchternen, jeder romantischen Anwandlung feindlich gesinnten Zeit, wird eine schmerzliche, sich bis zum Pessimismus steigernde Resignation die Folge jener Selbsterkenntniss sein. Aber das Mittelalter mit seiner überschwänglichen Glaubensfreudigkeit, seiner Wunderglaübigkeit und seinen romantischen Ideen hatte unter der wissenschaftlichen Resignation nicht sonderlich zu leiden. Ein scharf ausgeprägter, mystischer Zug half über das Unzureichende der Naturerkenntniss fort. Und deshalb finden wir diesen mystischen Zug gerade an solchen Vertretern jener Zeit, die in Folge ihrer geistigen Begabung die mangelhafte Einsicht in die Lebenserscheinungen viel tiefer verspüren mussten, als die beschränkteren Durchschnittsköpfe.

Die soeben erwähnten Verhältnisse sowie die erkenntnisstheoretischen Grundsätze, welchen Medicin und Naturwissenschaften im Alterthum und Mittelalter gefolgt sind (Seite 24 u. 73 dieser Arbeit), haben es zu Wege gebracht, dass bis tief in das 18. Jahrhundert hinein vielen geistig hochstehenden Männern die Astrologie mehr wie eine Erlösung aus der mangelhaften Einsicht in das Wesen der Naturvorgänge denn als Irrlehre erschien.

Capitel VI.
Welchen Einfluss hat die Medicin selbst auf die Entwickelung des Aberglaubens ausgeübt?

Da die antike sowie die mittelalterliche und grösstentheils auch die neuere Heilkunde dieselben erkenntniss-theoretischen Wege gewandelt sind, wie ihn die Naturwissenschaften (vgl. Seite 24 und 73 dieser Arbeit) jener Zeiten eingeschlagen hatten, so werden sie natürlich auch denselben Entgleisungen ihrer Erkenntniss ausgesetzt gewesen sein wie diese. Aber trotzdem unterscheiden sich die Folgen dieser ihrer Irrthümer bei Beiden gar sehr. Während die antike und mittelalterliche Naturforschung mit ihrem fehlerhaften erkenntnisstheoretischen Verfahren nur zu häufig ausserirdische Factoren zur Erklärung irdischer Vorgänge heranzog und damit statt Aufklärung Aberglauben schuf, hat es die Krankheitslehre der antiken wie mittelalterlichen Medicin möglichst vermieden, zur Erklärung der krankhaften Erscheinungen des Körpers ausserirdische Kräfte heranzuziehen. Und das musste sie ja auch, wenn ihre eigene Existenz ihr überhaupt noch etwas werth sein sollte. Denn wo würden die Aerzte mit ihrer rein irdisch-gearteten, mit Medicin und Operationsmesser arbeitenden Kunst geblieben sein, wenn sie selbst die Krankheiten auf ausserirdische Ursachen zurückgeführt hätten! Kein Mensch hätte mehr etwas von der weltlichen Heilkunde wissen wollen. Solche Zeiten hat es ja thatsächlich oft genug gegeben. Stets wurde der Arzt mit seiner weltlich gearteten Hülfe bei Seite geschoben, sobald metaphysische Vorstellungen siegreich in die Pathologie eingedrungen waren. Derartige Beispiele lehrt uns die Geschichte in reichlicher Zahl. So zeigen z. B. der Reliquiencultus in der ersten, die Astrologie in der zweiten Hälfte des Mittelalters nur zu deutlich, zu welch' entwürdigender Stellung der Arzt sofort herabgedrückt wurde, sobald an Stelle der mit irdischen Momenten rechnenden Pathologie eine metaphysische Krankheitslehre trat. Der Arzt wurde dann entweder völlig bei Seite geschoben — ἀλλ' ὠθεῖται μὲν ἔξω νοσοῦντος ὁ ἰατρός sagt Plutarch (Ueber den Aberglauben, Band I, Seite 412) sehr richtig — oder er musste sich einer schmählichen Controle seines Handelns unterwerfen. Deshalb haben es auch alle Schulen der Medicin, von der Humoralpathologie der Hippokratiker bis zu den sogenannten Parasitismus des 19. Jahrhunderts, möglichst vermieden, ausserirdische Kräfte als pathologisch wirkende Factoren anzuerkennen. Wie verschieden geartet auch die Principien der unzähligen medicinischen Schulen gewesen sein mögen, darin waren sie doch alle einig, dass sie zum Ausgang ihrer Speculation nur irgend einen irdischen, im Körper selbst gegebenen Vorgang annahmen, der dann in ihren therapeutischen Maassnahmen einen praktischen Ausdruck finden konnte.

Allerdings mag es ja manchmal so scheinen, als ob auch die Medicin unter Umständen zur Erklärung verschiedener Vorgänge des gesunden wie kranken Körpers ausserirdische Factoren herangezogen habe; so z. B. in der uralten Pneuma-Lehre oder in jenen Vorstellungen, welche einem geistigen oder seelischen Princip einen weiten Einfluss auf den Ablauf aller körperlichen Functionen einräumen. Aber bei näherer Prüfung finden wir dann doch, dass das Pneuma, der Geist, die Seele oder wie die räthselvolle Triebfeder aller Lebensäusserungen sonst noch genannt worden sein mag, von der Medicin ganz und gar nicht als immaterielle oder ausserirdisch aufgefasst worden ist. Im Gegentheil! Die Medicin hat zu allen Zeiten, so oft sie eines geistigen Etwas zur Erklärung der Erscheinungen des Körpers benöthigte, diese unbekannte Grösse als durchaus substantiell angesprochen. Vermochte man auch die stoffliche Natur dieser grossen Unbekannten nicht näher zu bestimmen — obwohl es auch an derartigen Versuchen bei Demokritus, Galen u. a. nicht fehlt — so hielt man sie doch für ein körperliches Wesen. Ueberirdische Eigenschaften legte man ihr erst nach dem Tode bei. So lange die Seele aber mit dem Körper vereint diesen belebte, war sie ein irdisches Wesen und gehorsamte als solches auch den Gesetzen des irdischen Stoffes. Deshalb konnte die Heilkunde auch zur Erklärung pathologischer Vorgänge mit ihr rechnen, ohne den Vorwurf gewärtigen zu müssen, ausserirdische Factoren zu Hülfe gerufen zu haben.

Deshalb hat die Medicin, trotzdem sie dieselben erkenntnisstheoretischen Wege wie die Naturwissenschaften gegangen ist, doch nicht wie diese den Aberglauben direct erzeugt. Sie hat zwar unzählige irrige Hypothesen in die Welt gebracht; aber eine falsche Hypothese, mag sie im Uebrigen auch noch so unsinnig sein und zu den bedenklichsten praktischen Consequenzen Veranlassung geben, ist doch noch lange kein Aberglauben. Denn Beide, Irrthum und Aberglauben — so weit es sich um medicinische Dinge handelt — sind principiell zwei grundverschiedene

Dinge, weil eben jener nur mit irdischen, dieser aber mit ausserirdischen Factoren operirt.

Aber man kann doch wohl dem Gedeihen einer Sache dienen und Vorschub leisten, ohne die Sache selbst zu erzeugen. Und in diesem Verhältniss hat sich die Medicin Jahrtausende hindurch dem Aberglauben gegenüber befunden. Hat uns doch die vorliegende Untersuchung gelehrt, dass die Vertreter der Medicin nur zu oft sich haben bereitwillig finden lassen, allerlei abergläubischen Anschauungen Eintritt in die Medicin zu gewähren. So oft Religion, Philosophie und Naturwissenschaft ernsthaft den Versuch gemacht haben, die Medicin in einer den Aberglauben fördernden Weise zu beeinflussen, ist auch die Heilkunde diesen Versuchen erlegen. Und das ist es, was man unserer Wissenschaft mit Recht zum Vorwurf machen kann.

Doch verliert dieser Vorwurf an Schwere, wenn wir überlegen, dass die Medicin nicht etwa aus freiem Willen oder gar aus Vorliebe für die Irrlehren anderer Disciplinen dem Aberglauben eine Heimstätte gewährt, sondern dies nur gezwungen gethan hat. Denn fast immer waren die religiösen, die philosophischen, die naturwissenschaftlichen Anschauungen, welche den Eintritt des Aberglaubens in die Heilkunde erzwungen haben, der Ausdruck einer gewaltigen Geistesströmung. Nun ist es aber eine geschichtlich hinlänglich erwiesene Thatsache, dass grosse und weitausgreifende Geistesströmungen ohne Widerstand Alles mit sich fortreissen. Denn solche Geistesbewegungen sind ja Producte ihrer Zeit, sie sind unmittelbar hervorgegangen aus dem allgemeinen Fühlen und Empfinden ihrer Zeit, und deshalb spotten sie eben auch mit Erfolg jedem Widerstand. Die Anschauung des Einzelnen kann sich wohl zu einem Protest gegen den Zeitgeist aufraffen, aber dieser Widerstand wird stets ein wirkungsloser sein müssen. Die Meinung eines Einzelnen, und mag sie thatsächlich die Wahrheit repräsentiren, kann eben dem mit elementarer Gewalt sich Gehorsam erzwingenden Zeitgeist niemals mit Erfolg widerstehen. Darum musste z. B. der muthige, die Wahrheit in sich bergende Widerstand, mit dem Pico von Mirandola und Girolamo Fracastori (s. Seite 104 dieser Arbeit) sich den Irrlehren der Medicina astrologica entgegenwarfen, nutzlos bleiben, weil eben die Astrologie ein rechtes echtes Kind ihrer Zeit war und darum mit unwiderstehlicher Gewalt das Denken und Fühlen beherrschte.

Wenn deshalb Religion und Philosophie so oft in die Entwickelung der Medicin gestaltend eingegriffen haben, so konnte und musste dies immer dann geschehen, sobald die allgemeine Geistesrichtung durch diese oder jene religiöse oder philosophische Idee ganz erfüllt war. Denn jedes Gebiet der menschlichen Thätigkeit muss ein treues Bild der Geistesrichtung ihrer Zeit darbieten. Das ist ein Gesetz, welches den Entwickelungsgang der Cultur mit ehernem Zwang beherrscht. Und deshalb musste der Aberglauben in der Medicin blühen und gedeihen, so oft dem Zeitgeist solches beliebte.

Dieses Gesetz giebt uns aber, so hemmend es auch auf die Entwickelung unserer Wissenschaft eingewirkt haben mag, doch die sichere Aussicht, dass einst eine Zeit kommen wird und muss, deren geistiger Inhalt gründlichst mit all' dem Aberglauben, der jetzt noch in den Köpfen der Menge herrscht und sie zum Gebetsheiler und Kurpfuscher treibt, aufräumen wird.

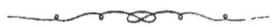

Literatur-Angabe.

Aelius Spartianus. De Vita Hadriani. Caracalla. In Peter: Scriptores historiae augustae. Lipsiae 1884.
Alexander von Tralles. Originaltext und Uebersetzung von Puschmann. Wien 1878/79.
Almansoris. Astrologiae propositiones ad Saracenorum regem. Basileae 1551.
Aristophanis Comoediae. Ed. Bergh. Lipsiae 1877/78.
Aureli Augustini. De divinatione daemonum. Corpus scriptorum ecclesiasticorum latinorum. Ed. Zycha. Vindobonae 1900.
Bartisch. Ὀφθαλμοδουλεία, das ist Augendienst. Dresden 1583.
Baur. Apollonius von Tyana und Christus. Tübingen 1832.
Bernoulli. Die Heiligen der Merowinger. Tübingen 1900.
Berthelot. La chemie des anciens et du moyen âge. Paris 1889.
Bethem. Centiloquium. Basileae 1551.
Bouché-Leclercq. L'astrologie grecque. Paris 1899.
Caesarius Heisterbacensis. Dialogus miraculorum. Ed. Strange. Cöln 1851.
Campbell Thompson. The reports of the Magicians and astrologers of Niniveh and Babylon in the British Museum. London 1900.
Delitzsch. Babel und Bibel. Leipzig 1903.
Dietrich. Papyrus magica musei Lugdunensis Batavi. Jahrbücher für klassische Philologie. 16. Supplementband. Leipzig 1888.
Erastus Thomas. De Astrologia divinatrice epistolae. Basileae 1580.
Ermerius. Anecdota medica graeca. Lugd. Batovorum 1840.
Eunapius Sardianus. De vitis philosophorum et sophistorum. Ed. Hieronymus Cammelin. Coloniae Allobrogum 1616.
Fühner. Lithotherapie. Berlin 1902.
Galeni Opera omnia. Ed. Gottlieb Kühn. Leipzig 1821/33.
Gregorii Turonici historiae Francorum libri decem. Paris 1561.
Gregorovius. Geschichte der Stadt Rom im Mittelalter. Stuttgart 1886/96.
Gregorovius. Der Kaiser Hadrian. 3. Aufl. Stuttgart 1884.
Häser. Lehrbuch der Geschichte der Medicin und der epidemischen Krankheiten. 3. Bearbeitung. Jena 1875/82.
Hansen. Zauberwahn, Inquisition und Hexenprocess im Mittelalter. Historische Bibliothek. Band XII. München und Leipzig 1900.
Harnack. Medicinisches aus der ältesten Kirchengeschichte. Leipzig 1892.
Hartpole Lecky. Geschichte des Ursprungs und Einflusses der Aufklärung in Europa. Uebersetzt von Dr. Jolowicz. Leipzig und Heidelberg 1868.
Hermetis Centum aphorismorum liber. Basileae 1551.

Literatur-Angabe. III

Hippocrates. Sämmtliche Werke. In's Deutsche übersetzt von Fuchs. München 1895/1900.
Hoffmann. De Potentia diaboli in corpore. Halae 1703.
Hoffmann. Medicus politicus. Halae 1746. Deutsch von Ansbach. Leipzig 1753.
Jacobi Forliviensis egregia et subtilis expositio cum quaestionibus supra aureum capitulum de generatione embrionis. Venedig 1502.
Josephi Flavii opera. Ed. Destinon et Niese. Band VI. Berlin 1894.
Klenke. Wie müssen Dämonenglauben, Besessensein und Kerner-Eschenmayer'sche Gespenstererscheinungen nach dem heutigen Standpunkt der Physiologie und Psychologie erklärt werden? Leipzig 1840.
Krusch. Passiones vitaeque sanctorum aevi Merovingici et antiquorum aliquot. In Monumenta Germaniae historica Tomus III u. IV. Hannoverae 1896/1902.
Lehmann. Aberglaube und Zauberei von den ältesten Zeiten an bis in die Gegenwart. Deutsche autorisirte Ausgabe von Dr. Petersen. Stuttgart 1898.
Livius. Ab urbe condita. Ed. Weissenborn-Müller. Leipzig 1891 ff.
Lucrez. De rerum natura. Ed. Brieger. Lipsiae 1899.
Magnus. Medicin und Religion. Abhandlungen zur Geschichte der Medicin. Herausg. von Magnus, Neuburger, Sudhoff. Heft I. Breslau 1902.
Magnus. Die Augenheilkunde der Alten. Breslau 1901.
Magnus. Metaphysische Krankenbehandlung. Medicin-geschichtliche Studien über Gesundbeten und verwandte Bestrebungen. Breslau 1902.
Marci Manilii. Astronomicon. Basileae 1551.
Moehsen. Beschreibung einer Berliner Medaillen-Sammlung. Gedächtnissmünzen berühmter Aerzte. Berlin und Leipzig 1781, I u. II.
v. Oefele. Verbotene Aderlasstage in der Keilschriftcultur. Wiener Medicinische Blätter 1902, No. 10.
Petersen. Hauptmomente in der geschichtlichen Entwickelung der medicinischen Therapie. Kopenhagen 1877.
Philostratus. Opera. Ed. Kayser. Leipzig 1870/71.
C. Plini secundi Naturalis historiae libri XXXVII Recensuit Sillig. Hamburgi et Gothae 1851/58.
Plutarchi Chaeronensis Moralia. Rec. Bernardakis. Lipsiae 1888.
Porphyrii de abstinentia Ed. de Roer. Trajecti ad Rhenum 1767.
Priscianus Theodorus. Euporiston. Ed. Rose. Leipzig 1894.
Ptolemäus. Quadripartitum. Basileae 1551.
Ptolemäus. Centiloquicum. Basileae 1551.
Puschmann. Handbuch der Geschichte der Medicin. Jena 1902/3.
Rantzovius. Catalogus Imperatorum, regum ac principum qui artem astrologicam amarunt et exercuerunt. Lipsiae 1581.
Rantzovius. Tractatus astrologicus. Francofurti 1533.
v. Ringseis. System der Medicin. Regensburg 1841.
Sextus Empiricus. Πρὸς μαθηματικούς. Ed. Becker. Berlin 1842.
Soranus Ephesius. Frauenkrankheiten und Geburtshülfe. Uebersetzt von Lüneburg und mit med. Noten versehen von Chr. Huber. München 1894.
Sprengel. Versuch einer pragmatischen Geschichte der Arzneykunde. Halle 1821/28.
Stich. Μάρκου Ἀντωνίνου εἰς ἑαυτόν. Lipsiae 1882.

Stöffler. Calendarium romanum magnum. Oppenheim 1518.
Sudhoff. Zur Geschichte der Lehre von den kritischen Tagen im Krankheitsverlaufe. Wiener med. Wochenschrift 1902, No. 5 ff.
Sudhoff. Medicinisches aus babylonisch-assyrischen Astrologen-Berichten. Die medicinische Woche 1901, No. 41.
Sudhoff. Jatromathematiker, vornehmlich im 15. und 16. Jahrhundert. Abhandl. zur Geschichte der Medicin. Herausgegeben von Magnus, Neuburger, Sudhoff. Heft II. Breslau 1902.
Suida's Lexicon. Ed. Bekker. Berlin 1854.
Villoison. Anecdota graeca. Venetiis 1781.
Wierus. De daemonum praestigiis et incantationibus libri VI. Basileae 1566 und 1577. Amstelodami 1664.
Winckler. Die Gesetze Hammurabis, Königs von Babylon. In: Der alte Orient. Jahrgang 4, Heft 4. Leipzig 1902.
Windelband. Geschichte der alten Philosophie. Handbuch der klassischen Alterthums-Wissenschaft. Herausg. von J. von Müller. Band V, Abth. 1. München 1894.

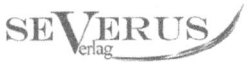

Ebenfalls im SEVERUS Verlag erhältlich:

Hans Magnus
Die antiken Büsten des Homer
Eine augenärztlich-ästhetische Studie

SEVERUS 2011 / 76 S. / 24,50 Euro
ISBN 978-3-86347-184-2

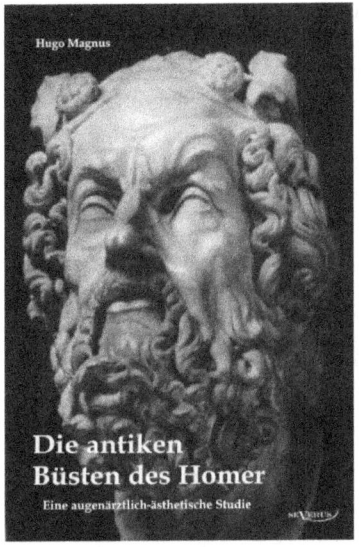

„Die antiken Büsten des Homer" ist ein für Hugo Magnus eher ungewöhnliches Werk, da er hier seine Kenntnisse als Augenarzt dazu nutzt um Büsten des angeblich blinden Homers zu untersuchen. Dabei möchte der Autor einerseits verdeutlichen vor welchen Problemen ein Künstler steht, der körperliche Leiden so gestalten muss, dass er die ästhetischen Ansprüche des Betrachters zufrieden stellen kann. Andererseits will er erläutern was den antiken Homerporträts zu Grunde liegt und so die dargestellten Erkrankungen bzw. Erblindungsformen veranschaulichen.

Hugo Magnus gelingt es Kunst- und Medizin-Geschichte in Einklang zu bringen und den geneigten Kunstbetrachter zu einem anderen, etwas pathologischeren Blickwinkel auf antike Plastiken, aber beispielsweise auch auf die christliche Kunst mit ihren zahlreichen Darstellungen von Martyrien aller Art zu bewegen.

Hugo Magnus (1842 - 1907) promovierte im Jahre 1867 an der Universität Breslau und blieb dieser Universität - zunächst als Privatdozent, später dann mit einer außerordentlichen Professur ausgestattet - zeitlebens verbunden. Dort lehrte er Ophthalmologie (Augenheilkunde) und steuerte mehrere Fach- und Lehrbücher zu dieser Disziplin bei. Insbesondere spezialisierte er sich auf die Farbwahrnehmung und die Farbenblindheit, wandte sich später jedoch auch der Geschichte der Medizin zu, wobei er eng mit dem seinerzeit bedeutenden Medizinhistoriker Karl Sudhoff zusammenarbeitete.

www.severus-verlag.de

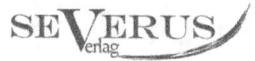

Ebenfalls im SEVERUS Verlag erhältlich:

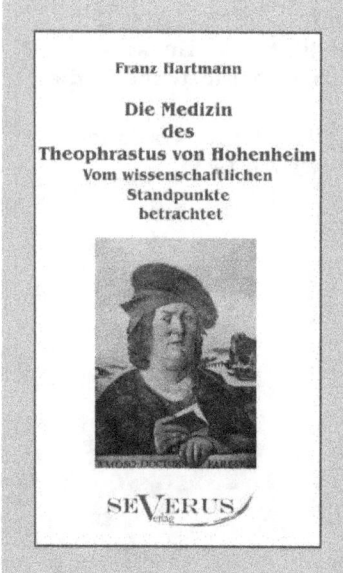

Franz Hartmann
Die Medizin des Theophrastus von Hohenheim
Vom wissenschaftlichen Standpunkte betrachtet
SEVERUS 2010 / 264 S. / 29,50 Euro
ISBN 978-3-86347-007-4

Paracelsus, mit eigentlichen Namen Theophrastus Bombas von Hohenheim, wurde am 10. November 1493 in Egg bei Einsiedeln geboren. Er war Arzt und Alchemist, aber auch Philosoph und Laientheologe. Er schrieb verschiedene medizinische Werke, die der vorherrschenden Lehrmeinung der damaligen Zeit widersprachen. Er war der Überzeugung, dass die Medizin auf Natur und Gotteserkenntnis basiert und dass Krankheiten nicht durch empirische Befunde allein geheilt werden können. Seine Werke wurden von vielen Ärzten und Apothekern kritisiert.

Der 1838 geborene Theosoph Franz Hartmann versucht in diesem Buch, die Lehren des Theophrastus Paracelsus für jedermann, der interessiert ist, verständlich zu machen und die Form und Ausdrucksdrucksweise der Werke des Paracelsus an die damalige Zeit anzupassen. Er betont die Bedeutung der Heilkunde des Paracelsus für die Medizin, die seiner Meinung nach auf große Abwege geraten ist. Hierbei hat er sich zur Aufgabe gemacht, dem Leser zu vermitteln, dass diese Medizin nicht nur Wissenschaft, sondern auch Heilkunst ist.

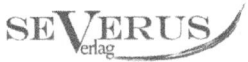

Ebenfalls im SEVERUS Verlag erhältlich:

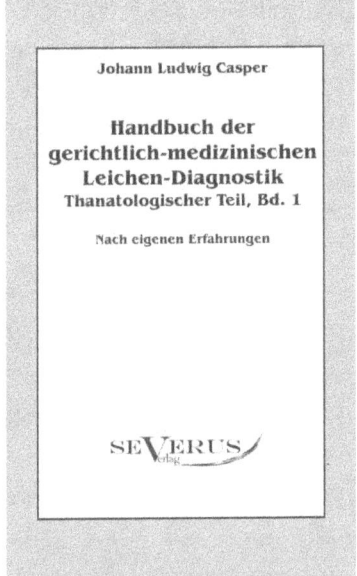

Johann Ludwig Casper
Handbuch der gerichtlich-medizinischen Leichen-Diagnostik: Thanatologischer Teil, Bd. 1
Nach eigenen Erfahrungen
SEVERUS 2011 / 584 S. / 59,50 Euro
ISBN 978-3-86347-054-8

Mit seinem „Practischen Handbuch der gerichtlichen Medicin" hat der deutsche Rechtsmediziner Johann Ludwig Casper 1857 ein Standardwerk vorgelegt. Bis zu Beginn des 20. Jahrhunderts acht Mal neu aufgelegt, führt das Werk „mit Theorien und Erklärungen [...] zurückhaltend" und „überall den practischen Standpunkt festhaltend" in die Grundlagen der Gerichtsmedizin des 19. Jahrhunderts ein.

Aus der Perspektive des Praktikers, legt Casper den Schwerpunkt auf dem medizinischen, statt auf den juristischen Aspekt seines Berufsstandes, denn „der gerichtliche Arzt ist – Arzt, nichts mehr, nichts weniger, nichts Andres". Die anschaulichen Erklärungen anhand von 344 Fallbeispielen, die nicht der Literatur, sondern der eigenen Erfahrung entstammen, machen das Werk auch ohne Medizinstudium gut lesbar. Für alle, die sich für Medizin-, Rechts- oder Wissenschaftsgeschichte interessieren.

Das Werk erscheint beim Severus-Verlag in zwei Bänden. Der zweite Band trägt die ISBN 978-3-86347-055-5.

www.severus-verlag.de

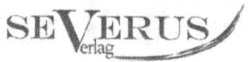

Ebenfalls im SEVERUS Verlag erhältlich:

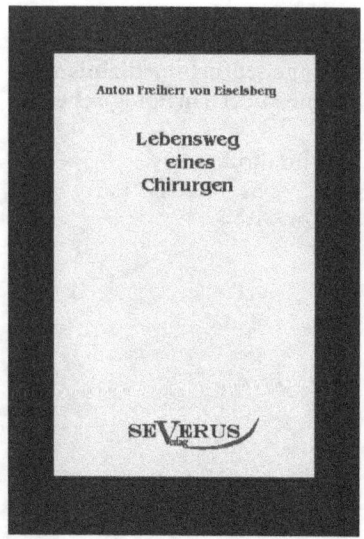

Anton Freiherr von Eiselsberg
Lebensweg eines Chirurgen
SEVERUS 2010 / 580 S./ 39,50 Euro
ISBN 978-3-942382-27-4

Die Memoiren des Anton von Eiselsberg (1860-1939) sind mehr als bloße Autobiographie; vielmehr bieten sie anschauliche Eindrücke der Gesellschaft und der Medizin des frühen 20. Jahrhunderts. Mit viel Liebe zum Detail und einem reichen Vorrat pointierter Anekdoten schildert Eiselsberg seinen eigenen Werdegang, an dessen Ende einer der einflußreichsten Chirurgen Österreichs und einer der Begründer der Unfall- und der Neurochirurgie steht. Diesen unterhaltsamen Passagen stehen allerdings die erschütternden Erfahrungen gegenüber, die Eiselsberg während des 1. Weltkrieges als Frontarzt machen mußte und die ihn nachhaltig prägten. In seiner medizinischen Praxis wie auch in seiner Forschung und Lehre standen immer das Wohl des Patienten und die Minimierung von Leid im Vordergrund; Ziele, für die Eiselsberg auch bereit war, unkonventionelle Wege zu gehen und so neue medizinische Standards zu setzen.

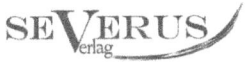

Ebenfalls im SEVERUS Verlag erhältlich:

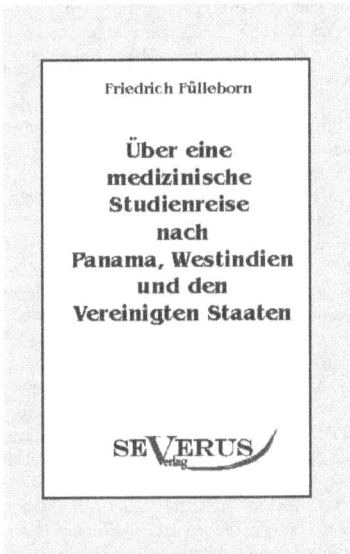

Friedrich Fülleborn
Über eine medizinische Studienreise
nach Panama, Westindien
und den Vereinigten Staaten
SEVERUS 2010 / 76 S. / 19,50 Euro
ISBN 978-3-942382-47-2

Friedrich Fülleborn (1866-1933) war ein deutscher Tropenmediziner und Naturwissenschaftler. Der vorliegende Band dokumentiert seine im Sommer 1912 getätigte Reise zum Panamakanal, zu den westindischen Inseln und in die Vereinigten Staaten von Amerika. Sein Augenmerk ist hierbei klar auf die Bekämpfung von Tropenkrankheiten und Seuchen sowie deren Prävention gerichtet. Behandlungsmethoden werden von ihm genauso beleuchtet wie die unterschiedlichen Arten der Mückenbekämpfung. Die „Schaffung gesunder Verhältnisse" – das war sein Ziel, seine detailgetreue Dokumentation ein wichtiger Beitrag zur Entwicklung der modernen Tropenmedizin.

www.severus-verlag.de

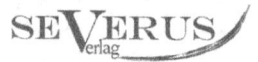

Bisher im SEVERUS Verlag erschienen:

Achelis, Th. Die Entwicklung der Ehe * Die Religionen der Naturvölker im Umriß, Reihe ReligioSus Band V * **Andreas-Salomé, Lou** Rainer Maria Rilke * **Arenz, Karl** Die Entdeckungsreisen in Nord- und Mittelafrika von Richardson, Overweg, Barth und Vogel * **Aretz, Gertrude (Hrsg)** Napoleon I - Briefe an Frauen * **Ashburn, P.M** The ranks of death. A Medical History of the Conquest of America * **Avenarius, Richard** Kritik der reinen Erfahrung * Kritik der reinen Erfahrung, Zweiter Teil * **Beneke, Otto** Von unehrlichen Leuten: Kulturhistorische Studien und Geschichten aus vergangenen Tagen deutscher Gewerbe und Dienste * **Berneker, Erich** Graf Leo Tolstoi * **Bernstorff, Graf Johann Heinrich** Erinnerungen und Briefe * **Bie, Oscar** Franz Schubert - Sein Leben und sein Werk * **Binder, Julius** Grundlegung zur Rechtsphilosophie. Mit einem Extratext zur Rechtsphilosophie Hegels * **Bliedner, Arno** Schiller. Eine pädagogische Studie * **Birt, Theodor** Frauen der Antike * **Blümner, Hugo** Fahrendes Volk im Altertum * **Boos, Heinrich** Geschichte der Freimaurerei. Ein Beitrag zur Kultur- und Literatur-Geschichte des 18. Jahrhunderts * **Brahm, Otto** Das deutsche Ritterdrama des achtzehnten Jahrhunderts: Studien über Joseph August von Törring, seine Vorgänger und Nachfolger * **Brandes, Georg** Moderne Geister: Literarische Bildnisse aus dem 19. Jahrhundert. * **Braun, Lily** Lebenssucher * **Braun, Ferdinand** Drahtlose Telegraphie durch Wasser und Luft * **Brunnemann, Karl** Maximilian Robespierre - Ein Lebensbild nach zum Teil noch unbenutzten Quellen * **Büdinger, Max** Don Carlos Haft und Tod insbesondere nach den Auffassungen seiner Familie * **Burkamp, Wilhelm** Wirklichkeit und Sinn. Die objektive Gewordenheit des Sinns in der sinnfreien Wirklichkeit * **Caemmerer, Rudolf Karl Fritz** Die Entwicklung der strategischen Wissenschaft im 19. Jahrhundert * **Casper, Johann Ludwig** Handbuch der gerichtlich-medizinischen Leichen-Diagnostik: Thanatologischer Teil, Bd. 1 * Bd. 2 * **Cronau, Rudolf** Drei Jahrhunderte deutschen Lebens in Amerika. Eine Geschichte der Deutschen in den Vereinigten Staaten * **Cunow, Heinrich** Geschichte und Kultur des Inkareiches * **Cushing, Harvey** The life of Sir William Osler, Volume 1 * The life of Sir William Osler, Volume 2 * **Dahlke, Paul** Buddhismus als Religion und Moral, Reihe ReligioSus Band IV * **Dühren, Eugen** Der Marquis de Sade und seine Zeit. in Beitrag zur Kultur- und Sittengeschichte des 18. Jahrhunderts. Mit besonderer Beziehung auf die Lehre von der Psychopathia Sexualis * **Eckstein, Friedrich** Alte, unnennbare Tage. Erinnerungen aus siebzig Lehr- und Wanderjahren * Erinnerungen an Anton Bruckner * **Eiselsberg, Anton Freiherr von** Lebensweg eines Chirurgen * **Eloesser, Arthur** Thomas Mann - sein Leben und Werk * **Elsenhans, Theodor** Fries und Kant. Ein Beitrag zur Geschichte und zur systematischen Grundlegung der Erkenntnistheorie. * **Engel, Eduard** Shakespeare * Lord Byron. Eine Autobiographie nach Tagebüchern und Briefen. * **Ewald, Oscar** Nietzsches Lehre in ihren Grundbegriffen * Die französische Aufklärungsphilosophie * **Ferenczi, Sandor** Hysterie und Pathoneurosen * **Fichte, Immanuel Hermann** Die Idee der Persönlichkeit und der individuellen Fortdauer * **Fourier, Jean Baptiste Joseph Baron** Die Auflösung der bestimmten Gleichungen * **Frazer, James George** Totemism and Exogamy. A Treatise on Certain Early Forms of Superstition and Society * **Frey, Adolf** Albrecht von Haller und seine Bedeutung für die deutsche Literatur * **Frimmel, Theodor von** Beethoven Studien I. Beethovens äußere Erscheinung * Beethoven Studien II. Bausteine zu einer Lebensgeschichte des Meisters * **Fülleborn, Friedrich** Über eine medizinische Studienreise nach Panama, Westindien und den Vereinigten Staaten * **Gmelin, Johann Georg** Quousque? Beiträge zur soziologischen Rechtsfindung * **Goette, Alexander** Holbeins Totentanz und seine Vorbilder * **Goldstein, Eugen** Canalstrahlen * **Graebner, Fritz** Das Weltbild der Primitiven: Eine Untersuchung der Urformen weltanschaulichen Denkens bei Naturvölkern * **Griesinger, Wilhelm** Handbuch der speciellen Pathologie und Therapie: Infectionskrankheiten * **Griesser, Luitpold** Nietzsche und Wagner - neue Beiträge zur Geschichte und Psychologie ihrer Freundschaft * **Hanstein, Adalbert von** Die Frauen in der Geschichte des Deutschen Geisteslebens des 18. und 19. Jahrhunderts * **Hartmann, Franz** Die Medizin des Theophrastus Paracelsus von Hohenheim * **Heller, August** Geschichte der Physik von Aristoteles bis auf die neueste Zeit. Bd. 1: Von Aristoteles bis Galilei * **Helmholtz, Hermann von** Reden und Vorträge, Bd. 1 * Reden und Vorträge, Bd. 2 * **Henker, Otto** Einführung in die Brillenlehre * **Henne am Rhyn, Otto** Aus Loge und Welt: Freimaurerische und kulturgeschichtliche Aufsätze * **Jahn, Ulrich** Die deutschen Opfergebräuche bei Ackerbau und Viehzucht. Ein Beitrag zur Deutschen Mythologie und Altertumskunde * **Kalkoff, Paul** Ulrich von Hutten und die Reformation. Eine kritische Geschichte seiner wichtigsten Lebenszeit und der Ent-

www.severus-verlag.de

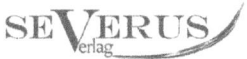

scheidungsjahre der Reformation (1517 - 1523), Reihe ReligioSus Band I * **Kaufmann, Max** Heines Liebesleben * **Kautsky, Karl** Terrorismus und Kommunismus: Ein Beitrag zur Naturgeschichte der Revolution * **Kerschensteiner, Georg** Theorie der Bildung * **Kotelmann, Ludwig** Gesundheitspflege im Mittelalter. Kulturgeschichtliche Studien nach Predigten des 13., 14. und 15. Jahrhunderts * **Klein, Wilhelm** Geschichte der Griechischen Kunst - Erster Band: Die Griechische Kunst bis Myron * **Krömeke, Franz** Friedrich Wilhelm Sertürner - Entdecker des Morphiums * **Külz, Ludwig** Tropenarzt im afrikanischen Busch * **Leimbach, Karl Alexander** Untersuchungen über die verschiedenen Moralsysteme * **Liliencron, Rochus von / Müllenhoff, Karl** Zur Runenlehre. Zwei Abhandlungen * **Mach, Ernst** Die Principien der Wärmelehre * **Mackenzie, William Leslie** Health and Disease * **Maurer, Konrad** Island von seiner ersten Entdeckung bis zum Untergange des Freistaats * **Mausbach, Joseph** Die Ethik des heiligen Augustinus. Erster Band: Die sittliche Ordnung und ihre Grundlagen * **Mauthner, Fritz** Die drei Bilder der Welt - ein sprachkritischer Versuch * **Meissner, Franz Hermann** Arnold Böcklin * Meyer, Elard Hugo Indogermanische Mythen, Bd. 1: Gandharven-Kentauren * **Müller, Adam** Versuche einer neuen Theorie des Geldes * **Müller, Conrad** Alexander von Humboldt und das Preußisches Königshaus. Briefe aus den Jahren 1835-1857 * **Naumann, Friedrich** Freiheitskämpfe * **Oettingen, Arthur von** Die Schule der Physik * **Ossipow, Nikolai** Tolstois Kindheitserinnerungen. Ein Beitrag zu Freuds Libidotheorie * **Ostwald, Wilhelm** Erfinder und Entdecker * **Peters, Carl** Die deutsche Emin-Pascha-Expedition * **Poetter, Friedrich Christoph** Logik * **Popken, Minna** Im Kampf um die Welt des Lichts. Lebenserinnerungen und Bekenntnisse einer Ärztin * **Prutz, Hans** Neue Studien zur Geschichte der Jungfrau von Orléans * **Rank, Otto** Psychoanalytische Beiträge zur Mythenforschung. Gesammelte Studien aus den Jahren 1912 bis 1914. * **Ree, Paul Johannes Peter Candid** * **Rohr, Moritz von** Joseph Fraunhofers Leben, Leistungen und Wirksamkeit * **Rubinstein, Susanna** Ein individualistischer Pessimist: Beitrag zur Würdigung Philipp Mainländers * Eine Trias von Willensmetaphysikern: Populär-philosophische Essays * **Sachs, Eva** Die fünf platonischen Körper: Zur Geschichte der Mathematik und der Elementenlehre Platons und der Pythagoreer * **Scheidemann, Philipp** Memoiren eines Sozialdemokraten, Erster Band * Memoiren eines Sozialdemokraten, Zweiter Band * **Schleich, Carl Ludwig** Erinnerungen an Strindberg nebst Nachrufen für Ehrlich und von Bergmann * Das Ich und die Dämonien * **Schlösser, Rudolf** Rameaus Neffe - Studien und Untersuchungen zur Einführung in Goethes Übersetzung des Diderotschen Dialogs * **Schweitzer, Christoph** Reise nach Java und Ceylon (1675-1682). Reisebeschreibungen von deutschen Beamten und Kriegsleuten im Dienst der niederländischen West- und Ostindischen Kompagnien 1602 - 1797. * **Schweitzer, Philipp** Island - Land und Leute * **Sommerlad, Theo** Die soziale Wirksamkeit der Hohenzollern * **Stein, Heinrich von** Giordano Bruno. Gedanken über seine Lehre und sein Leben * **Strache, Hans** Der Eklektizismus des Antiochus von Askalon * **Sulger-Gebing, Emil** Goethe und Dante * **Thiersch, Hermann** Ludwig I von Bayern und die Georgia Augusta * Pro Samothrake * **Tyndall, John** Die Wärme betrachtet als eine Art der Bewegung, Bd. 1 * Die Wärme betrachtet als eine Art der Bewegung, Bd. 2 * **Virchow, Rudolf** Vier Reden über Leben und Kranksein * **Vollmann, Franz** Über das Verhältnis der späteren Stoa zur Sklaverei im römischen Reiche * **Volkmer, Franz** Das Verhältnis von Geist und Körper im Menschen (Seele und Leib) nach Cartesius * **Wachsmuth, Curt** Das alte Griechenland im neuen * **Weber, Paul** Beiträge zu Dürers Weltanschauung * **Wecklein, Nikolaus** Textkritische Studien zu den griechischen Tragikern * **Weinhold, Karl** Die heidnische Totenbestattung in Deutschland * **Wellhausen, Julius** Israelitische und Jüdische Geschichte, Reihe ReligioSus Band VI * **Wellmann, Max** Die pneumatische Schule bis auf Archigenes - in ihrer Entwickelung dargestellt * **Wernher, Adolf** Die Bestattung der Toten in Bezug auf Hygiene, geschichtliche Entwicklung und gesetzliche Bestimmungen * **Weygandt, Wilhelm** Abnorme Charaktere in der dramatischen Literatur. Shakespeare - Goethe - Ibsen - Gerhart Hauptmann * **Wlassak, Moriz** Zum römischen Provinzialprozeß * **Wulffen, Erich** Kriminalpädagogik: Ein Erziehungsbuch * **Wundt, Wilhelm** Reden und Aufsätze * **Zallinger, Otto** Die Ringgaben bei der Heirat und das Zusammengeben im mittelalterlich-deutschen Recht * **Zoozmann, Richard** Hans Sachs und die Reformation - In Gedichten und Prosastücken, Reihe ReligioSus Band III

www.ingramcontent.com/pod-product-compliance
Lightning Source LLC
Chambersburg PA
CBHW052132300426
44116CB00010B/1874